Miriam Dürre / Rainer Dürre

ADS, Legasthenie und Co.

W0189924

HERDER spektrum

Band 5401

Das Buch

Die meisten Kinder mit Legasthenie, ADS und Rechenschwäche (Dyskalkulie) leiden unter zum Teil starken Wahrnehmungsstörungen. Defizite, die problemlos spielerisch ausgeglichen werden können. Zum Üben der verschienenen Wahrnehmungsbereiche eignen sich ganz normale Kinderspiele. So kann das Nützliche mit dem Angenehmen verbunden werden. Eltern spielen mit ihren Kindern, und, ohne dass viel Übungsstress aufkommt, wird nebenbei geübt. So können Eltern mit den von den Autoren vorgeschlagenen Spielen konkret Wahrnehmungsbereiche trainieren, ohne dass die Kinder überhaupt bemerken, dass es sich im Grunde um „Übungsspiele" zur Förderung der Wahrnehmung handelt. Dies fördert die Spiellust und dient ebenfalls dazu, familiäre Bindungen zu stärken.

Die Autoren

Rainer Dürre, Jahrgang '53, Grundberuf Realschullehrer; zusätzlich ausgebildet als Suchtpräventionslehrer, als Beratungslehrer und Triple P Trainer. Hat zusammen mit seiner Frau eine Praxis für Lernberatung. Bei Herder spektrum: *„Legastenie – das Trainingsprogramm für Ihr Kind". „Rechenschwäche – das Trainungsprogramm für ihr Kind".*

Miriam Dürre, geboren 1982, Pädagogikstudentin in Freiburg, diplomierte Legasthenietrainerin.

Miriam Dürre / Rainer Dürre

ADS, Legasthenie und Co.

Mit Kindern spielerisch
die Wahrnehmung verbessern

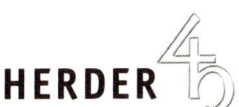

HERDER

FREIBURG · BASEL · WIEN

Originalausgabe

Gedruckt auf umweltfreundlichem,
chlorfrei gebleichtem Papier

Alle Rechte vorbehalten – Printed in Germany
© Verlag Herder Freiburg im Breisgau 2004
www.herder.de
Satz: Rudolf Kempf, Emmendingen
Herstellung: fgb · freiburger graphische betriebe 2004
www.fgb.de
Umschlaggestaltung und Konzeption:
R·M·E München / Roland Eschlbeck, Liana Tuchel

ISBN 3-451-05401-9

Inhalt

Einleitung

Mit der mehr ins Bewusstsein getretenen Problematik von Legasthenie und Dyskalkulie (Rechenschwäche) ist das Augenmerk auch stärker auf Wahrnehmungsstörungen bei Kindern gelenkt worden. Es ist mittlerweile unumstritten, dass die meisten legasthenen und rechenschwachen Kinder unter zum Teil starken Wahrnehmungsstörungen leiden. Große Defizite im Bereich der auditiven (akustischen), der visuellen (optischen) oder räumlichen Wahrnehmung haben eine negative Auswirkung auf den Spracherwerb, ja auf die gesamte Sprach- bzw. Zahlentwicklung. Kinder mit großen Problemen in diesen Wahrnehmungsbereichen werden es schwer haben, einen „normalen" Sprachentwicklungsprozess zu durchlaufen oder ein intaktes Zahlenverständnis aufzubauen. Von daher halten wir es für ganz wichtig, Kinder mit einer Legasthenie bzw. Dyskalkulie gezielt auch im Wahrnehmungsbereich zu fördern. Ein Training für lese- und rechtschreibschwache bzw. rechenschwache Kinder kann sich nicht nur mit den Symptomen der Legasthenie/Dyskalkulie beschäftigen, sondern muss auch die Behandlung der vorhandenen Funktionsstörung in das Training miteinbeziehen. Hat ein Kind große Defizite in diesen Wahrnehmungsbereichen, wird es für einen Trainer oder für Eltern sehr schwer sein, eine Legasthenie oder Dyskalkulie zu bekämpfen, wenn die Funktionsstörungen nicht berücksichtigt werden.

In dem vorliegenden Buch möchten wir insbesondere Eltern über den Bereich der Wahrnehmung informieren und ihnen spielerische Möglichkeiten in die Hand geben, mit denen sie ihrem Kind helfen können, Probleme in der Wahrnehmung zu reduzieren. So können sie mit den von uns vorgeschlagenen Spielen konkret Wahrnehmungsbereiche trainieren, ohne dass ihre Kinder den Übungs- bzw. Trainingscharakter bemerken. Diese fördern die Spiellust und tragen dazu bei, familiäre Bindungen zu stärken. Diese Stärkung der familiären Bindungen ist auch für den Bereich der Aufmerksamkeitsstörungen sehr wichtig. Oft fällt es Kindern mit solch einer Störung schwer, die gesamte Spielzeit eines Spieles durchzuhalten. Trotzdem ist es auch gerade für diese Kinder wichtig zu lernen, mit den Unannehmlichkeiten von Spielen klar zu kommen. Hinzu kommt noch, dass die Kombination Legasthenie bzw. Dyskalkulie mit Aufmerksamkeitsstörungen nicht gerade selten ist.

Aber auch für Erzieherinnen und Lehrerinnen ist dieses Buch eine Grundlage, um die Funktionen spielerisch und ohne Trainingscharakter zu fördern. Unser Anliegen ist es, an Hand von gängigen Spielen, von denen sehr viele in Familien und Kindergärten vorhanden sind, Bereiche zu fördern, die sowohl für den Spracherwerb als auch für die Mathematik sehr wichtig und unabdingbar sind.

Der erste Teil des Buches wird sich hauptsächlich mit dem theoretischen Hintergrund von optischer und akustischer Wahrnehmung beschäftigen. Was bedeutet überhaupt „Wahrnehmung"? Wie nimmt jemand etwas „wahr"? Was passiert dabei? Dies werden Fragen sein, die es zu untersuchen gilt. Des Weiteren wird dargestellt, wie sich diese Wahrnehmungsbereiche auf den Spracherwerb, auf Lesen und Schreiben und auf das Rechnen auswirken. In diesem Zusammenhang ist es wichtig, auch auf Symptome und Ursachen sowohl von Legasthenie als auch von Dyskalkulie und ADS einzugehen.

Da sich grundsätzlich für Eltern die Frage stellt, wie man überhaupt erkennen kann, ob ein Kind Probleme im Wahrnehmungsbereich hat, haben wir verschiedene Möglichkeiten aufgezeigt, anhand derer sie selbst feststellen können, ob ein Kind Defizite in dem einen oder dem anderen Wahrnehmungsbereich aufweist. Da es solche von Eltern selbst durchzuführende Tests nur für Kinder bis zum 7. Lebensjahr gibt, stellen wir einen weiteren Test vor, der mit Kindern bis zum 14. Lebensjahr gemacht werden kann, aber nicht von Eltern selbst.

Wir werden aufzeigen, dass der Wahrnehmungsbereich von Kindern gefördert werden kann, ohne speziell dafür hergestellte Spiele kaufen zu müssen.

Hiermit wird sich der zweite Teil des Buches beschäftigen. Wir stellen 61 Spiele vor, mit denen die Wahrnehmung des Kindes verbessert werden kann, ohne dass ihm dies bewusst wird. Somit verliert das Spielen den Trainingscharakter, den viele pädagogische Spiele haben. Hinzu kommt noch, dass die speziell auf die Wahrnehmung ausgerichteten Spiele nur für ein bestimmtes Alter ausgelegt sind und somit anderen Kindern oder auch Erwachsenen wenig Spaß bereiten.

Wir haben gängige Gesellschaftsspiele, darunter auch einige „Spiele des Jahres", dahingehend untersucht, inwieweit diese die optische, akustische und/oder räumliche Wahrnehmung mit beanspruchen. Spiele, die sehr viele Familien schon zu Hause haben, die aber häufig sehr gut „abgelegt" sind und als Staubfänger dienen. Mit unserem Buch möchten wir Mut machen, wieder öfter mit Kindern zu spielen.

Nun noch etwas Allgemeines:

Wir haben im vorliegenden Buch immer die männliche Form verwendet, nicht als Geschlechts-, sondern als Berufsbezeichnung.

Teil I

Wie nehmen wir die Welt wahr?

Wahrnehmung ist eine „durch die Sinnesorgane gewonnene und im Gehirn verbreitete Vorstellung der Umwelt" (Das moderne Lexikon Bd. 19, S. 429). Unter Umwelt wird alles verstanden was auf einen Menschen einwirkt, alles was er wahrnimmt. Häuser, Menschen, Tiere, Bilder zählen dazu, aber auch Buchstaben, Wörter oder Zahlen.

Wahrnehmung ist also ein Vorgang, bei dem etwas getan werden muss. Sie ist ein aktiver Prozess. Ich gehe zu der Blume hin und sehe sie mir genau an, ich rieche ihren angenehmen Duft, ich berühre ihre Blüten. Die Wahrnehmungen, die wir neu aufnehmen, werden mit unserem Wissen, welches im Gedächtnis gespeichert ist, ständig verglichen. Kenne ich diesen Blütenduft, habe ich dieses Haus schon einmal gesehen, von welchem Instrument wird dieser Ton erzeugt? Dieses ständige Vergleichen ist für unser Wissen und damit auch für unser Lernen sehr wichtig. Es hilft uns, das in unserem Gedächtnis gespeicherte Wissen zu ergänzen, zu reflektieren oder auch zu revidieren.

Schon seit vielen Jahrhunderten beschäftigen sich Wissenschaftler mit dem Phänomen der Wahrnehmung. Dabei haben sich zwei Hauptrichtungen herauskristallisiert: der Natizismus und der Empirizismus.

Die Anhänger des Natizismus sind der Meinung, Wahrnehmung sei angeboren. Sie vertreten die Auffassung, dass wir die Dinge so sehen, wie sie für uns aussehen, weil sie eben so sind. Im Gegensatz dazu sagt der Empirizismus, dass Wahrnehmung erlernt wird. Über unsere sinnliche Erfahrung sehen wir die Dinge so, wie wir sie erwarten oder uns wünschen.

Der Pädagoge Jean Piaget geht weiter und verknüpft beide Theorien. Er unterscheidet zwischen Perzeption und perzeptueller Aktivität. Unter Perzeption versteht er den schnellen, unmittelbaren Eindruck des Reizes auf den ersten Blick, während die „perzeptuelle Aktivität für ihn die Erfahrung, Urteil und Korrektur unwichtiger erster Eindrücke einbezieht" (Pulaski S. 132). Beide Elemente sind für Piaget in Bezug auf Wahrnehmung sehr wichtig. Für ihn besteht Wahrnehmung aus Begegnungen. Wenn ich einen Gegenstand betrachte, werde ich in der Regel nicht alle Details auf Anhieb erkennen. Meine Augen oder meine Ohren werden sich bei der ersten Begegnung auf das konzentrieren, was für mich besonders auffällig ist, was mich sehr anspricht. Dies kann eine für mich angenehme Farbe, eine schöne Form, eine Größe oder auch ein unangenehmer Ton oder auch Geruch sein. Piaget spricht hier von einer Zentralisierung. Erst wenn diese erste Begegnung verarbeitet und richtig wahrgenommen wurde, wird man sich durch weitere Auseinandersetzungen (Begegnungen) mit dem Gegenstand anderen Details zuwenden (Dezentralisierung). Durch diese Dezentralisierung ist man dann in der Lage, den Gegenstand richtig und bewusst wahrzunehmen. Die reine Zentralisierung führt nach Piaget zu Irrtümern. Zentralisierung ist rein subjektiv, denn in der ersten Begegnung spricht nicht jeden das Gleiche an.

Für Piaget entfalten sich Wahrnehmung und Intelligenz unabhängig voneinander. Während sich die Intelligenz in der Regel stetig weiterentwickelt, ist die Wahrnehmung von den eigenen Erfahrungen abhängig und somit auch Irrtümern unterworfen. Wahrnehmung wird nach Piaget „durch die sich formenden Strukturen der Intelligenz gewissermaßen „bereichert" (Pulaski S. 135). Somit ist auch klar, dass die Intelligenz der Wahrnehmung übergeordnet ist.

Unsere Wahrnehmung erkennt die Umwelt, die Intelligenz erklärt sie. Die Augen nehmen ein Haus, einen Ball, eine Form, einen Buchstaben, eine Zahl wahr. Die Intelligenz aber sagt uns, dass es ein Haus, dass es ein Ball ist, dass die Form ein Dreieck darstellt, dass der Buchstabe ein „p" und die Zahl eine 3 ist. Für uns Erwachsene sieht ein Kalender mit vielen Zahlen oder die Seite eines Buches mit unterschiedlichen Wörtern auf Grund unserer jahrelangen Begegnungen mit ihnen (perzeptuelle Aktivität) anders aus als für ein Kind. Kinder haben diese Erfahrungen nicht, sie neigen eher dazu, zu zentralisieren. Legt man Kindern ein Bild hin und sie sollen es beschreiben, so werden nur wenige in der Lage sein, auch kleinere Details zu erkennen. Dies geschieht erst im Laufe der Zeit, wenn sie gelernt haben, ihren ersten Eindruck zu überdenken, um weitere Eindrücke zuzulassen. Kinder sind auch eher dazu geneigt, sich auf nur ein Wort oder sogar nur auf eine Silbe oder einen Buchstaben eines Wortes zu konzentrieren (zentralisieren), während der Rest der Zeile oder des Wortes sie nicht mehr interessiert.

Eltern kennen die Situation bestimmt: Ihr Kind fängt das Wort richtig an zu lesen und liest dann plötzlich etwas ganz anderes, als da wirklich steht. Dies bedeutet, dass das Kind nur einen ersten Eindruck von dem Wort hat, nämlich die erste Silbe, alles andere interessiert es nicht mehr. Oder es liest Buchstabe für Buchstabe. Hier findet jeweils eine Zentralisierung statt, also nur eine erste Begegnung.

Erst mit dem Älterwerden und dem stärkeren Wahrnehmen der Buchstaben oder Zahlen wird sich dies ändern. Haben Kinder aber Wahrnehmungsprobleme, so werden sie mit größter Wahrscheinlichkeit auch Probleme im Lesen, Schreiben und/oder Rechnen bekommen. Sie bleiben bei ihrem ersten Eindruck hängen und sind nicht in der Lage, diesen ersten Eindruck zu verarbeiten. Es findet nur eine Begegnung mit dem Buchstaben oder der Zahl statt – dadurch kann weder Buchstabe noch Zahl verinnerlicht werden. Dies hat zur Folge, dass der Buchstabe, das Wort, die Zahl nicht im Gedächtnis abgespeichert wird. Ich möchte das am Beispiel des Wortes „endgültig" aufzeigen. Ein Kind liest das Wort „endgültig" nur sehr oberflächlich, es nimmt das Wort über die Augen nicht richtig wahr. Somit findet nur eine ganz kurze Begegnung mit diesem Wort statt. Tritt irgendwann das Wort „endgültig" wieder auf, so wird es mit den im Gedächtnis des Kindes gespeicherten Wörtern verglichen. Es wird feststellen, dass es nicht abgespeichert ist. Damit muss sowohl die Bedeutung als auch das Schriftbild neu erfasst werden. Liegen nun aber optische und/oder akustische Wahrnehmungsprobleme vor, so besteht die Gefahr, dass dieses Wort wieder nicht abgespeichert wird, da wiederum nur eine kurze Begegnung stattfinden kann. Das Wort „endgültig" wird nicht richtig wahrgenommen. Bei der nächsten Begegnung fängt alles wieder von vorne an. Dies könnte mit ein Grund dafür sein, dass ein rechtschreibschwaches Kind ein und dasselbe Wort innerhalb eines Textes unterschiedlich schreibt. Erst wenn das Kind in der Lage ist, das Wort „endgültig" bewusst wahrzunehmen, wird es dieses Wort in seinem Gedächtnis, auch mit der richtigen Schreibweise, abspeichern. Bei der nächsten Begegnung mit diesem Wort wird es mit dem im Gedächtnis abgespeicherten Wort verglichen und richtig geschrieben werden.

Von daher ist es sehr wichtig, festzustellen – und dies ist ein starkes Anliegen von Piaget –, auf welcher Entwicklungsstufe sich das Kind befindet, ob es also Probleme mit der Wahrnehmung hat. Es muss mit Aufgabe der Lehrer, der Erzieher sein, dies herauszufinden, um dem Kind helfen zu können. Finden sie dieses Niveau nicht, besteht die ganz große Gefahr, das Kind zu überfordern. Arbeiten wir aber mit ihm auf seinem Niveau, wird es eher bereit sein zu lernen. Es wird Erfolgserlebnisse haben, es wird Erfahrungen sammeln. Diese Erfahrungen benötigt es dringend, um die Umwelt bewusster wahrnehmen zu können, um das Schreiben, Lesen und Rechnen zu erlernen.

Hat ein Kind große Probleme in der Rechtschreibung, im Lesen und/oder im Rechnen, so ist es sehr wichtig, herauszufinden, auf welcher Stufe es sich hierbei befindet (siehe dazu von Rainer Dürre, Legasthenie – das Trainingsprogramm für Ihr Kind und Rechenschwäche – das Trainingsprogramm für Ihr Kind). So macht es u. E. wenig Sinn, die Rechtschreibung zu üben, wenn das Kind überhaupt nicht lesen kann, oder es mit Subtraktionsaufgaben zu quälen, obwohl es die Zahlzerlegung noch nicht verinnerlicht hat.

Dies gilt natürlich auch für den Bereich der Wahrnehmungen, weiß man doch, dass die meisten legasthenen und rechenschwachen Kinder große Probleme in der Wahrnehmung haben. Es sollte festgestellt werden, wo diese Defizite liegen, um gezielt daran zu arbeiten.

Wahrnehmen geschieht durch unsere Sinne. Von daher scheint es angebracht, sich im nächsten Kapitel mit unseren Sinnen zu beschäftigen.

Mit den Sinnen im Kontakt zur Außenwelt

Wir stehen in unserem Leben in ständigem Kontakt mit unserer Umwelt. Dieser Kontakt wird von unseren Sinnesorganen hergeleitet. Durch sie erhalten wir Informationen über Fakten, über Größe von Gegenständen, über Geräusche, Gerüche, über das Klima, über andere Personen, über Leid und Freud von Menschen, einfach über alles, was zu unserem Leben gehört. Hätten wir unsere Sinnesorgane nicht, wären wir nicht in der Lage, unsere Umwelt wahrzunehmen, uns darin zu bewegen. Wir könnten keine Nahrung finden, keine Beziehung zu anderen Menschen aufbauen, es wäre uns nicht möglich, Gefahren vorzubeugen oder das Lesen, Schreiben und Rechnen zu erlernen.

Wir benötigen sie aber auch für die Wahrnehmung unseres eigenen Körpers. Ich muss fühlen können, wie es mir geht, ich muss ihn sehen, anfassen, spüren und auch riechen. Es muss eine Auseinandersetzung mit dem eigenen Körper stattfinden. Nur wenn ich einen Bezug zu meinem Körper haben, wenn ich mich darin wohl fühle, bin ich bereit, mich mit all meinen Schwächen zu akzeptieren, was wiederum zur Folge hat, dass ich mich dann auch in meiner Umgebung wohl fühle.

Sinnesorgane sind für uns lebenswichtig. Fehlt eines (z. B. bei blinden oder tauben Menschen), so müssen die anderen versuchen, dies auszugleichen. So können manche Blinde einige der ihnen nahe stehenden Menschen am Geruch erkennen. Oder sie lernen die Blindenschrift, die mit dem Tastsinn erlesen wird. Ebenso ist ihr Hörsinn stärker ausgeprägt. Taubstumme erlernen die Gebärdensprache, die ein verstärktes Beobachten erfordert. Dies zeigt aber auch, dass die Empfindlichkeit von Sinnesorganen geschult werden kann. Weinverkoster haben einen ausgeprägten Geschmackssinn: Menschen, die genauestens mit dem Auge arbeiten müssen, einen verstärkten Sehsinn.

In der Regel sprechen wir von unseren fünf Sinnen, dem Sehsinn, dem Gehörsinn, dem Geschmackssinn, dem Tastsinn und dem Riechsinn. Neben diesen Elementarsinnen gibt es jedoch auch noch den Schmerz-, den Gleichgewichts- und den Temperatursinn.

Nun ist es aber in unserem Leben nicht so, dass immer nur ein Sinn beansprucht wird. Häufig werden verschiedene Sinne gleichzeitig benötigt, es entsteht eine Wechselwirkung zwischen ihnen. So kann z. B. ein Geräusch die intensive Beobachtung eines Bildes enorm stören. Im Gegensatz dazu kann aber auch ein schwacher Nebenreiz, z. B. ein angenehmer Geruch, die optische Sensibilisierung verstärken.

Dies zeigt, dass es möglich ist, seine Sinnesorgane zu trainieren. Und dieses „Training" beginnt bereits mit der Geburt. Anhand seiner Sinne kann der Säugling eine Beziehung zu seiner Umwelt aufnehmen, wenn auch nur in einem sehr beschränkten Maße. Aber er fühlt, tastet, sieht, hört und schmeckt und erhält dadurch verschiedene Eindrücke von seiner Umgebung und von sich selbst. Mit Hilfe seiner Sinnesorgane versucht das Baby bzw. das Kleinkind, seine Umwelt zu erforschen. Es entdeckt verschiedene Formen, Größen und Farben, es lernt zu sprechen und Gegenstände zu unterscheiden. Es will die Welt entdecken.

In diesen ersten Lebensjahren wird der Grundstock für den Spracherwerb, für das Lesen und Schreiben und für das Rechnen gelegt. Von daher halten wir es für äußerst wichtig, dass vom ersten Lebenstag an mit einem Kind „normal" gesprochen wird. Das Kind soll ein Gefühl für Sprache entwickeln und dies geschieht nicht, wenn man zu ihm in einer „Babysprache" spricht.

Der Spracherwerb und das Erlernen des Rechnens geschieht natürlich über unsere Sinne. Es ist deshalb sehr wichtig, dass Eltern versuchen, die Sinne ihres Kindes zu schulen. Wie vorher schon ausgeführt, können die Sinne trainiert werden. Natürlich geht es nicht darum, gezielt das eine oder das andere Sinnesorgan zu schulen, denn in der Regel ist den Eltern nicht bekannt, ob und wenn ja, welche Defizite in der Wahrnehmung vorhanden sind. Vielmehr halten wir es für ganz wichtig, dass Eltern ihren Kindern helfen, die Umwelt zu entdecken. Dies geschieht z.B. über Spiele. So gibt es die verschiedensten

Möglichkeiten, mit Babys und Kleinkindern zu spielen. Man kann gemeinsam etwas bauen, Bilderbücher ansehen, Gegenstände bewegen, das Kind streicheln, vorlesen, gemeinsam auf dem Boden rumkrabbeln oder dem Kind die Möglichkeit geben, alleine auf Entdeckungsreise zu gehen. Es ist die Zeit, in der ein Kind auch lernen kann, sich alleine zu beschäftigen. Dies ist schon bei Säuglingen, z. B. anhand eines Mobiles, das über dem Bettchen hängt, möglich. Es muss auch nicht immer teures oder „pädagogisch wertvolles" Spielzeug sein. Oft ist es so, dass einfache Gegenstände ein Kind dazu bringen, sich alleine damit auseinander zu setzen. Wichtig ist, dass Eltern sich mit ihrem Kind beschäftigen, es dabei unterstützen, seine Sinne zu schulen. In den ersten beiden Lebensjahren wird ein großer Grundstock für die weitere Entwicklung des Kindes gelegt.

In der Regel kommen die Kinder heute mit drei Jahren in den Kindergarten. Immer wieder höre ich von Eltern Klagen über den Kindergarten. Dort würden Kinder nur noch „verwaltet" werden. Es würden kaum noch gemeinsame Spiele stattfinden, die Kinder müssten sich in der Regel selbst beschäftigen – das sog. Freispiel soll sie fördern. Kein gemeinsames Einnehmen der Mahlzeit mehr und die Kinder würden kaum noch gebastelte Sachen mit nach Hause bringen.

Auf der anderen Seite beschweren sich Erzieher über Eltern, die ihre Kinder nur abgeben wollen, die es nicht mehr interessiert, was im Kindergarten gemacht wird. Hauptsache, das Kind sei gut aufgehoben. Oder sie sehen sich von Seiten einiger Eltern unter Druck gesetzt, mit den Kindern unbedingt schon Lesen, Schreiben und Rechnen üben zu müssen, damit das Kind in der Schule keinen Nachteil hat. Das „Spielen" sei nur Zeitvertreib und würde ihre Kinder nicht weiterbringen. Ihre Kinder sollen etwas lernen. Mit anderen Worten – der Kindergarten solle schon schulischen Lernstoff vermitteln.

Leider hat der Kindergarten bei einigen Eltern, aber auch bei einigen Erziehern nicht mehr den Stellenwert, den er braucht, um Kinder gezielt zu fördern – vor allem im Wahrnehmungsbereich. Es kann nicht Aufgabe eines Kindergartens sein, Kinder nur zu „verwalten" oder schulische Aufgaben zu übernehmen. Der Kindergarten hat für uns eine zentrale Aufgabe zu erfüllen, er hat eine große Bedeutung für die gesamte Entwicklung eines Kindes. Wo, wenn nicht im Kindergarten, können Kinder, insbesondere auch Einzelkinder, den Umgang mit anderen Kindern lernen? Die Feinmotorik, also z. B. das genaue Ausschneiden oder das Ausmalen eines Bildes, der Umgang mit Musik, mit Rhythmen, die Bewegung, die Orientierung im Raum oder im Gelände, das Gestalten und Bearbeiten von Materialien sind für das Kind entwicklungswichtige Aufgaben, die von einem Kindergarten zu leisten sind.

In den letzten drei Jahrzehnten hat sich nicht nur die Gesellschaft, sondern auch unser Freizeitverhalten und das unserer Kinder verändert. Auch früher hatten Eltern wenig Zeit, um mit ihren Kindern zu spielen, um vorzulesen oder gemeinsame Ausfahrten zu machen. Es galt, Deutschland nach dem Krieg wieder aufzubauen, die Wirtschaft in Schwung zu bringen. Viele haben den ganzen Tag gearbeitet und konnten sich relativ wenig um ihre Kinder kümmern. Es gab keine Computer, und das Fernsehprogramm beschränkte sich anfangs auf nur ein Programm, später auf drei, sofern überhaupt ein Fernseher vorhanden war. Da auch die räumliche Situation in vielen Familien begrenzt war – welches Kind hatte damals schon ein eigenes Zimmer? – blieb eigentlich als einzige Möglichkeit für Kinder, draußen zu spielen. Auf der Straße traf man Gleichaltrige, mit denen man den größten Teil seiner freien Zeit verbrachte. Es wurde stundenlang Fußball gespielt, nicht unbedingt in einem Verein auf dem Sportplatz, sondern auf irgendeiner Wiese. Hüpfgummi, Fahrradfahren, Hüpfspiele, die auf der Straße aufgemalt wurden, Fangen, Verstecken... waren damals beliebte Spiele. Ich weiß noch, wie wir uns öfter donnerstags um 19.30 Uhr getroffen haben, um gemeinsam die Hitparade des Hessischen Rundfunks anzuhören. Wir haben unsere Freizeitgestaltung selbst in die Hand genommen, irgendjemand war bestimmt auf der Straße, mit dem man spielen oder auch reden konnte. Wir mussten einfach raus, da es damals keine großen Alternativen gab. Dies hat aber auch dazu geführt, dass wir unsere Wahrnehmung automatisch und natürlich unbewusst trainiert haben. Beim Versteckspielen hat der Suchende beim Zählen genau die Ohren gespitzt, um zu hören, in welche Richtung einige laufen oder ob es andere Geräusche gibt, die einen Hinweis gaben, wo sich jemand versteckt hält. Man musste genauestens das Gelände beobachten, ob sich irgendwo etwas bewegt, musste Entfernungen abschätzen oder bei Hüpfspielen das Aufgemalte treffen.

Heute ist es leider so, dass diese Art von kindlicher Freizeitgestaltung in den Hintergrund getreten ist. Viele Kinder spielen nicht mehr häufig draußen mit anderen Kindern. Dies ist mit eine Folge des enormen Fernsehkonsums, auch bei Erwachsenen, und des Einzugs des Computers in die Familien. Ist es aber wirklich notwendig, dass schon Grundschüler einen eigenen Fernseher im Zimmer haben, nur damit es bei der Auswahl des Fernsehrprogramms keine Diskussion gibt? Nicht selten ist es heute so, dass viele Kinder und Jugendliche einen eigenen Fernseher haben. Damit entziehen sie sich der Kontrolle der Eltern und können, vor allem abends, wenn ihre Eltern selber vor dem Fernseher sitzen, den Film ansehen, den sie wollen. Mit Hilfe der Fernbedienung ist es auch kein Problem mehr, schnell umzuschalten wenn ein Kontrollgang des Vaters oder der Mutter erfolgt. Es gibt genügend Kinder und Jugendliche, die zwei, drei und mehr Stunden pro Tag vor dem Fernseher sitzen – und dann kommen noch die Computerspiele hinzu. Das unbewusste Trainieren der verschiedenen Wahrnehmungsbereiche kann so nicht stattfinden. Eher das Gegenteil tritt ein. Es können große Defizite in der Wahrnehmung entstehen.

Es ist natürlich viel einfacher und weniger konfliktgeladen, dem Kind das Fernsehen zu erlauben, als es zu verbieten. Es ist bequemer, das Kind an den Computer zu lassen, als mit ihm zu spielen. Häufig wird das Argument von Eltern gebracht, sie bräuchten den Fernseher zum Entspannen, zum persönlichen Abschalten. Aus eigener Erfahrung weiß ich aber, dass das Spielen mit den eigenen Kindern, das abendliche Vorlesen, die Unterhaltung mit dem Kind abends am Bett auch für uns Erwachsene sehr entspannend sein kann. Eher nimmt man eine viertelstündige Diskussion mit dem Kind darüber in Kauf, warum man jetzt gerade nicht vorlesen kann, als sich zehn Minuten hinzusetzen und etwas vorzulesen. Man kann in diesen zehn Minuten sehr gut abschalten und hat außerdem in der Regel auch noch ein zufriedenes Kind, welches nicht alle 15 Minuten wiederkommt, um etwas trinken zu müssen.

Der Kindergarten muss diesem gesellschaftlichen Wandel Rechnung tragen. Er muss die Eltern unterstützen, er muss mit ihnen zusammenarbeiten, damit eine kontinuierliche Entwicklung des Kindes stattfinden kann. Eltern und Kindergarten, genauso wie Eltern und Schule, sollten sich ergänzen, sollten aufeinander hören, denn nur so bieten wir dem Kind die Möglichkeit, sich mit Hilfe der Erwachsenen gut zu entwickeln.

Der Kindergarten hat vielfältige Möglichkeiten, die Wahrnehmung bei den Kindern zu trainieren, die Sinne zu schärfen. Er hat die Möglichkeit, ein Kind genau zu beobachten, um im Laufe der Zeit festzustellen, ob sich im Wahrnehmungsbereich Defizite zeigen oder ob das Spielverhalten des Kindes altersgemäß ist. Ich denke, die meisten Kindergärten sind sich ihrer Aufgabe bewusst. Sie nehmen Anteil an der Entwicklung der Kinder, treten mit den Eltern ins Gespräch und versuchen gezielt, auch den Wahrnehmungsbereich zu stärken. Sie betrachten sich nicht als Aufbewahrungsort, sondern als eine Institution, die den ihnen anvertrauten Kindern in ihrer Entwicklung helfen will. Aber leider gibt es auch Kindergärten, die diese Aufgaben nicht ganz so ernst nehmen.

Ebenso sollten einige Eltern den Kindergarten nicht als eine Einrichtung betrachten, in der man sein Kind morgens abgibt und mittags oder abends wieder abholt. Sie sollten ihn als eine Einrichtung betrachten, die ihr Kind in seiner Entwicklung unterstützen will.

Es muss meiner Ansicht nach mit eine der Hauptaufgaben eines Kindergartens sein, die Wahrnehmung der Kinder zu fördern. Dies geschieht in der Regel über die verschiedenartigsten Spiele. Würfelspiele, Brettspiele, Ballspiele, Spiele in einer Gruppe, Spiele in der Natur, sammeln, sortieren, ordnen, gestalten, modellieren, bauen, Seilspiele, Hüpfspiele, Reime, singen, rhythmische Spiele sind unabdingbar für die Entwicklung unserer Sinne und damit auch für die Wahrnehmung. Kindergärten sind keine Schule und dies sollte auch so bleiben. Die meisten Kinder, die in die Schule kommen, können weder lesen noch schreiben. Es kann und darf auch nicht Aufgabe des Kindergartens sein, den Kindern Lesen und Schreiben beizubringen. Dazu ist die Schule da!

Wichtiger ist für uns, dass der Kindergarten verstärkt den Wahrnehmungsbereich schult, und zwar mit Spielen, von den ich einige aufgezählt habe.

Wir wissen mittlerweile, dass die Wahrnehmung die Voraussetzung dafür ist, ob ein Kind Lesen, Schreiben und Rechnen lernt. Sind starke Defizite in der Wahrnehmung vorhanden, wird das Kind es sehr schwer haben, diese Fertigkeiten zu erlernen, denn „eine intakte Wahrnehmung erleichtert das Erlernen des Schreibens, Lesens und Rechnens" (Dr. Kopp-Duller, 2002, S.40). Natürlich kann man nicht den Schluss daraus ziehen, dass Legasthenie oder Dyskalkulie nicht mehr existiert, wenn es keine Wahrnehmungsprobleme mehr bei den Kindern gibt. Dies wäre etwas zu einfach. Aber, wie Frau Dr. Kopp-Duller schreibt, es erleichtert das Erlernen.

Uns ist wichtig, bewusst zu machen, dass die Wahrnehmung einen entscheidenden Einfluss auf Lesen, Schreiben und Rechnen hat.

Das Hören

Eine zentrale Funktion für den Erwerb der Sprache hat der Hörsinn. Nur ein relativ intaktes Hörsystem ermöglicht es dem Kind, Sprache zu entwickeln. Von daher hat die Berücksichtigung des Hörsinns bei der Problematik von Legasthenie und Dyskalkulie an großer Bedeutung gewonnen. So hat sich die Forschung in den letzten Jahren sehr intensiv damit beschäftigt, welchen Einfluss das Hörsystem auf die Sprachentwicklung hat. Obwohl sich fast alle Untersuchungen hauptsächlich mit den Auswirkungen auf die Sprachentwicklung und somit auf die Rechtschreibung beschäftigen, gibt es für mich keinen Zweifel daran, dass auch das Zahlverständnis und somit auch das Rechnen stark von der Verarbeitung akustischer Signale abhängig ist.

Störungen im Hörsystem treten dann auf, wenn die akustischen Informationen nicht weitergeleitet werden können. Ein Geräusch, sei es nun Musik, störender Lärm oder auch Sprache, gelangt über Schallwellen an unser Ohr. Es wird aufgenommen, d.h. man hört es und wendet sich ihm zu, nimmt es bewusst wahr. Nun beginnt die Verarbeitung des Geräusches. Unsere Aufmerksamkeit widmet sich diesem Geräusch und ist somit die Basis für die Weiterverarbeitung. So ist nun herauszufinden, aus welcher Richtung das Geräusch kommt und wie weit es entfernt ist. Ähnliche und unterschiedliche Geräusche müssen erkannt werden, störende unterdrückt und die Elemente herausgefiltert werden, die für einen wichtig sind. In Bezug auf Sprache bedeutet dies, dass der Schüler – z. B. bei einem Diktat – die einzelnen Sätze und Wörter hören und unterscheiden (Raum – Baum), die Nebengeräusche in der Klasse unterdrücken und die einzelnen Wörter aus Sätzen, einzelne Silben aus Wörtern und einzelne Buchstaben aus Silben herausfiltern muss. Ebenso sollte ein Kind in der Lage sein, aus Einzellauten Wörter zu bilden.

Eine ganz wichtige Funktion hat die Speicherung. Akustische Signale kommen zuerst in den Kurzzeitspeicher. Auf Grund der Aufmerksamkeit auf bestimmte Geräusche gelangen diese in das Kurzzeitgedächtnis und werden dort nur für eine ganz kurze Zeit abgelegt. Durch Wiederholungen werden die für einen wichtigen Geräusche in das Langzeitgedächtnis weitergeleitet. Dort werden sie mit dem schon vorhandenen Material verglichen und aufbewahrt, damit sie später wieder abgerufen werden können.

Somit fällt nicht nur der Aufmerksamkeit, sondern auch der Speicherung eine zentrale Bedeutung bei der Verarbeitung von Geräuschen zu.

Was kann nun zu Störungen in unserem Hörsystem führen? Zum einen können es medizinische Faktoren und zum anderen Umwelteinflüsse sein. So kann eine starke Mittelohrentzündung in den ersten Lebensjahren zu medizinisch bedingten Störungen führen. Es sollte von einem Ohrenarzt abgeklärt werden, ob medizinische Ursachen vorliegen.

Nun kann aber auch ein nicht medizinischer Grund die Ursache für eine Hörstörung sein.

Wenn Kinder es nicht schaffen, ihre Aufmerksamkeit länger auf ein Geräusch zu richten, kann dies zur Folge haben, dass dieses Geräusch nicht oder nur bedingt wahrgenommen wird. Dies ist daran erkennbar, dass Kinder mit solch einer Störung leicht ablenkbar sind und sich nicht lange genug auf ein Geräusch konzentrieren können. Somit kann dieser akustische Reiz auch nicht abgespeichert werden.

Eine andere Ursache könnte darin liegen, dass ein Kind nicht in der Lage ist, Gehörtes abzuspeichern. Es hört zwar das Geräusch ganz genau, aber es ist ihm nicht möglich, dieses im Gedächtnis zu verankern. Solche Kinder haben in der Regel große Probleme, sich eine vorgesagte altersgemäße Anzahl von Zahlen oder Wörtern zu merken und wiederzugeben.

Eine andere Störung des Hörsystems kann darin bestehen, dass ein Kind zwar alles richtig hört, es auch gut abspeichern kann, es aber nicht schafft, das Gehörte in der richtigen Reihenfolge wiederzugeben. Oder es ist nicht in der Lage zu sagen, aus welcher Richtung das Geräusch kommt. Ebenso kann eine Beeinträchtigung des Hörens vorliegen, wenn ein Kind die einzelnen Buchstaben eines Wortes, die einzelnen Wörter eines Satzes nicht heraushören kann. Aber auch das Nicht-Unterscheiden-Können wichtiger Geräusche von unwichtigen kann auf eine akustische Störung hinweisen.

Das Sehen

So wie dem Hören kommt auch dem Sehen eine zentrale Bedeutung beim Erlernen von Sprache und im Umgang mit Zahlen zu. In Bruchteilen von Sekunden können wir, wenn wir die Augen öffnen, die schönsten Dinge sehen. Das saftige Grün der Wiesen, die bunte Farbenpracht der Blumen, den roten Pullover oder die unterschiedlichen Blautöne der Jeans im Regal. Wir sehen sofort die mannigfaltigen Formen der Bäume und erkennen auf einen Blick, dass die Bäume verschieden groß sind. Donald D. Hoffmann spricht von der „visuellen Intelligenz" (Hoffmann S. 15). Dass wir sehen können, hängt hauptsächlich von der Iris mit der Pupille, dem Linsensystem, der Netzhaut und dem Sehnerv ab. Hierbei übt die Netzhaut die eigentliche Sehfunktion aus. Sie empfängt die Lichtreize und wandelt sie in Nervenimpulse um, die über den Sehnerv an das Gehirn weitergeleitet werden. Dort entsteht dann das Bild.

Somit ist unser Gehirn zu 98 %, der Augapfel lediglich zu 2 % daran beteiligt, dass wir z. B. einen Baum sehen (Wittlich, P. 9/2002, S. 48).

Kurzsichtigkeit, Weitsichtigkeit, Verkrümmung der Hornhaut, der graue und der grüne Star sowie Ablösung der Netzhaut können aber unser Sehen stark beeinträchtigen. Schon eine geringe Kurz- oder Weitsichtigkeit kann bei einem Kind der Auslöser dafür sein, dass es in der Schule nicht alles mitbekommt, da es z. B. das Geschriebene auf der Tafel nicht richtig lesen bzw. erkennen kann. Ebenso kann es dazu führen, dass sich das Kind unsicher bewegt, sehr ängstlich wird und sich nichts getraut.

Unser räumliches Sehen hängt davon ab, ob in beiden Augen zur gleichen Zeit ein scharfes Bild erzeugt wird. Man spricht hierbei von einem binokularen Sehen. Unsere Augen sehen einen Gegenstand aus zwei gering verschiedenen Richtungen, die im Gehirn zu einem Bild zusammengefasst werden. Hat ein Auge nun eine geringere Sehkraft als das andere, „so kann die volle Leistung des Tiefensehens nicht erreicht werden" (Bockelmann, 1987, S. 83) und damit Schwierigkeiten im räumlichen Sehen erzeugen.

Ein weiteres Problem beim binokularen Sehen tritt auf, wenn die Muskeln, die die Augenbewegungen steuern, unterschiedlich lang sind. Dies führt dazu, dass in dem einen Auge die Lichtstrahlen genau auf den Bereich treffen, mit dem das Auge am schärfsten sieht (man nennt es den „gelben Fleck"), während sie in dem anderen Auge diesen gelben Fleck nicht erreichen. Dies bedeutet, mit dem einen Auge entstehen scharfe und mit dem anderen unscharfe Bilder. Da diese Informationen über den Sehnerv an das Gehirn weitergeleitet werden, entstehen im Gehirn Doppelbilder. Diese können neben- oder auch übereinander liegen, abhängig davon, welcher Augenmuskel nicht richtig funktioniert. Es ist nun die Aufgabe des Gehirns, dieses wieder auszugleichen. Aber auch die Augenmuskeln versuchen ein Gleichgewicht herzustellen. Sie spannen an und versuchen ebenfalls, die unterschiedlichen Muskellängen auszugleichen. Augenmuskeln und Gehirn arbeiten zusammen. Man kann sich gut vorstellen, dass dazu viel Energie benötigt wird und dies sehr anstrengend ist. Die Folge davon kann Übermüdung, Verspannung oder auch Kopfschmerz sein.

Auf diese Winkelfehlsichtigkeit möchte ich nun etwas näher eingehen, da diese bezüglich der Ursachenforschung von Legasthenie z. Zt. stark in der Diskussion steht. Die Meinung darüber, wie häufig diese Winkelfehlsichtigkeit bei legasthenen bzw. dyskalkulinen Kindern auftritt, teilt die Wissenschaft in zwei Lager. Während die einen der Meinung sind, dies ist die Lösung des Problems „Legasthenie", vertreten die anderen die Ansicht, dass diese Winkelfehlsichtigkeit total überbewertet wird. Egal welche Meinung man nun diesbezüglich vertritt, Eltern sollten auf jeden Fall durch einen Augenarzt abklären lassen, ob ihr Kind darunter leidet.

Da über diesen Sehnerv die oben beschriebenen Informationen an das Gehirn weitergeleitet werden, entstehen immer Doppelbilder. Das Gehirn versucht nun, mit diesen Informationen klar zu kommen. Irgendwann hat es sich aber daran gewöhnt. Dies hat zur Folge, dass sich das Gehirn weniger um eine Korrektur bemüht, es lernt damit zu leben und akzeptiert die unterschiedlichen Bilder: Doppelbilder entstehen. Da das Gehirn nun weniger Kraft zum Ausgleichen aufbringt, kann es passieren, dass das Gehirn die Informationen des einen Auge ausblendet, um keine Doppelbilder mehr zu erzeugen. Ist dies der Fall, hat das natürlich große Auswirkungen auf das räumliche Sehen. Eine weitere Folge davon kann das Hin- und Herspringen zwischen beiden Augen bei schnellen Blickbewegungen sein. Es kommt zu Blicksprüngen, „was zum Beispiel beim Lesen zum Auslassen, Doppellesen oder Drehen von Buchstaben führen kann" (Wittlich, P. 9/2002, S. 50).

Nun ist so eine Winkelfehlsichtigkeit nicht immer sofort zu erkennen, wie z. B. beim sichtbaren Schielen. Aus diesem Grunde sollten die Augen von einem Augenarzt diesbezüglich untersucht werden.

Wie bei der Kurz- bzw. Weitsichtigkeit kann man auch bei der Winkelfehlsichtigkeit den „Augendefekt" durch eine Brille wieder ausgleichen. Diese Brille muss so beschaffen sein, dass sie die einfallenden Lichtstrahlen so bricht, dass diese genau auf den gelben Fleck, also den schärfsten Punkt des Sehens, fallen. Erreicht wird dies durch eine Prismenbrille. Damit wird das Gehirn entlastet, denn es muss nicht mehr andauernd entgegensteuern. Anspannung, Übermüdung und Kopfschmerzen fallen weg. Ich selber habe von einem Kind gehört, das eine Prismenbrille verordnet bekam. Nach Aussage der Mutter hat ihr Sohn von einem Tag auf den anderen ohne Probleme die Hausaufgaben erledigt und wieder Lust an der Schule bekommen.

Durch das Tragen einer Prismenbrille kann also die Winkelfehlsichtigkeit behoben werden, was sich wiederum positiv auf Lesen, Schreiben, Rechnen oder sogar auf die gesamte Schulleistung inklusive Hausaufgaben und Lernen auswirken kann. Die Prismenbrille führt zu einer Entlastung des Gehirns. Dadurch fällt es dem Kind leichter, sich zu konzentrieren und es kann sein Augenmerk verstärkt auf die Unterrichtssituation einstellen. Es kann entsprechend konzentrierter mitarbeiten. Dasselbe trifft auch auf Kurz- und Weitsichtigkeit zu. Indem auch hier durch eine Brille wieder scharfe Bilder im Gehirn entstehen, wird das Gehirn entlastet und kann so seine Kraft anderweitig einsetzen.

Wenn die Wahrnehmung gestört ist –
Folgen für Spracherwerb und Rechnen

In den beiden vorangegangenen Kapiteln hab ich aufgezeigt, dass wir über Sinnesorgane unsere gesamte Umwelt wahrnehmen. Also alles, was wir zum Leben brauchen, angefangen vom Betrachten konkreter Gegenstände über die bewusste Wahrnehmung des eigenen Körpers bis hin zu unseren Kulturtechniken wie Lesen, Schreiben und Rechnen.

Von Geburt an, eigentlich sogar schon während der Schwangerschaft, wird jedes Kind mit einer Sprache konfrontiert. Indem Eltern, Geschwister, Großeltern, Freunde der Familie, letztlich jede Person, die mit dem Kind in Kontakt tritt, versucht, mit ihm zu reden, wird es mit der für das Kind wichtigen Sprache vertraut gemacht. Dies geschieht natürlich zuerst einmal über den Hörsinn. Obwohl das Kind anfangs die Bedeutung der einzelnen Wörter bzw. Sätze überhaupt nicht erfassen kann, ist es aber doch bald in der Lage, unterschiedliche Tonlagen zu erkennen. Es wird lernen, die Stimme der Mutter, des Vaters und der Geschwister von den Stimmen fremder Personen zu unterscheiden. Vor allem dann auch in Verbindung mit dem Sehen. Vorausgesetzt natürlich, der Hör- und Sehsinn ist „normal" ausgeprägt. Aufgrund von häufigen Begegnungen versucht das Kind, verschiedenen Lauten bestimmte Gegenstände zuzuordnen. Indem z. B. ein Säugling immer wieder das Wort „Mama" mit einer ganz bestimmten Person in Zusammenhang bringt, wird es aufgrund der vielen Begegnungen irgendwann das Wort „Mama" selber aussprechen, zur Freude jeder Mutter. Damit sind dann auch teilweise die Mühen, Sorgen und Ängste vor allem der Mütter bezüglich des Kindes wie weggeflogen. Die Mutter wird versuchen, vermehrt mit ihrem Kind zu sprechen und verschiedene Wörter sogar bewusst in Gegenwart des Kindes aussprechen. Damit wird das Kind mit der Sprache vertraut gemacht. Irgendwann wird dieses Kind verschiedene Laute von sich geben, die nach einer gewissen Zeit in konkrete Wörter wie z. B. Mama oder Papa übergehen. Es spürt nun, dass seine Mutter und wahrscheinlich auch Geschwister, Großeltern und Vater entzückt darauf reagieren. Also wird es versuchen, öfter das neue Wort und später noch andere Wörter auszusprechen. Voraussetzung dafür sind „intakte" Sinnesorgane, mit denen das Kind seine Umwelt und damit auch die Sprache wahrnehmen kann. „Sprache ist nur zu verstehen, wenn ihre sinnlich-wahrnehmbare Struktur, also ihre äußere Hülle mit den Sinnen exakt wahrgenommen wird. Zwischen Wahrnehmen und Verstehen von Sprache besteht ein untrennbarer Zusammenhang" (Breuer/Weuffen, 1997, S. 22).

Es ist in der Fachwelt unumstritten, dass für den Spracherwerb sowie für das Begreifen und Rechnen mit Zahlen verschiedene Sinneswahrnehmungen erforderlich sind. Man ist sich einig darüber, dass dabei die optischen und akustischen Wahrnehmungen ebenso wie die Raumwahrnehmung eine übergeordnete Rolle spielen. So sprechen Helmut Breuer und Maria Weuffen in ihrem Buch „Lernschwierigkeiten am Schulanfang" (siehe Literaturliste) von fünf Wahrnehmungsbereichen, die für das Erlernen der Sprache unabdingbar sind. Breuer und Weuffen beziehen diese Wahrnehmungsbereiche nur auf den Spracherwerb, sie sind aber genauso die Grundlage für die Zahlen und das Rechnen. Sie haben mit mehr als 10 000 Kindern und Jugendlichen im Alter von 4 bis 17 Jahren eine langwierige Untersuchung durchgeführt, bei der es sich gezeigt hat, dass „die optisch-graphomotorische, die phonematisch-akustische, die kinästhetisch-artikulatorische, die melodisch-intonatorische (und) die rhythmisch-strukturierende Differenzierungsfähigkeit" (Breuer/Weuffen 1997, S. 23) von sehr großer Bedeutung sind. Unter „optisch-graphomotorische Differenzierungsfähigkeit" verstehen sie das Sehen und Verstehen einzelner Buchstaben und Wörter. Von großer Bedeutung ist nach Auffassung der Autoren hierbei die räumliche Vorstellung. „Ohne die Fähigkeit, optische Einzelheiten in ihren Größen-, Raum-, Lage- und anderen Details genau und automatisiert zu erfassen, gibt es keine verlässliche Aufbewahrung im Gedächtnis" (Breuer/Weuffen 1997, S. 25). Übertragen auf Zahlen bedeutet dies, dass es sehr wichtig ist, Zahlen auf

Grund ihrer optischen Eigenschaften zu erkennen. Das Kind sollte in der Lage sein, z. B. von der Zahl 2 die Größe, die Lage und die Schreibweise genau zu analysieren. Dies setzt natürlich eine einigermaßen intakte optische Wahrnehmung voraus. Ist diese so nicht gegeben, bestehen für das Kind große Probleme, die Zahl 2 mit diesen Eigenschaften über den Sehsinn im Gedächtnis abzuspeichern.

So wie das Sehen ist aber auch das Hören für das Erlernen der Sprache und der Zahlen von äußerster Wichtigkeit. So kann der Sinn eines Wortes ein völlig anderer sein, wenn ich nur einen Buchstaben verändere: *M*aus wird so zu *H*aus. Breuer und Weuffen sprechen hier von einer phonematisch-akustischen Differenzierungsfähigkeit. „Ohne eine sichere phonematische Differenzierung würde die Selektion von Einzellauten und ihre Umsetzung in Schriftzeichen nicht gelingen" (Breuer/Weuffen, 1997, S.29). Dies bedeutet auch, dass es von diesem selektiven Hören abhängt, ob ein Wort im Gedächtnis abgespeichert wird oder nicht, denn gespeichert „werden die Phonemstrukturen" (Breuer/Weuffen 1997, S. 29). Laut den Autoren haben „15 % der Schulanfänger ... phonematische Schwächen" (Breuer/Weuffen 1997, S. 32). Auch für den Erwerb und Umgang von Zahlen ist diese akustische Differenzierungsfähigkeit von großer Bedeutung, denn auch bei Zahlen geht es darum, das Gehörte aufzuschreiben. Wenn das Kind die Zahl „fünfunddreißig" hört, aber 53 hinschreibt, könnte dies auf Schwierigkeiten im akustischen Bereich hindeuten. Die Zahl 35 ist nicht als eine Zahl abgespeichert worden, die von links nach rechts 3 – 5 geschrieben wird.

Die kinästhetische-artikulatorische Differenzierungfähigkeit ist nach Breuer und Weuffen die Fähigkeit, Wörter richtig auszusprechen. Dazu muss ein Kind in der Lage sein, mit Mund und Zunge die verschiedenartigsten Bewegungen zu machen, um die einzelnen Buchstaben und Wörter korrekt auszusprechen und sie damit abzuspeichern und wiedergeben zu können. „Sprechkinästhesie hat einen maßgeblichen Anteil an der gedächtnismäßigen Speicherung von Laut-, Wort- und Satzschemata bei Erwerb der Laut- und Schriftsprache" (Breuer/ Weuffen 1997, S. 33). Die richtige Aussprache der verschiedenartigsten Zahlen spielt auch beim Abspeichern von Zahlen eine bedeutende

Rolle. Das Kind muss die Zahlen ebenfalls korrekt aussprechen können, damit es diese im Gedächtnis speichern kann.

Die melodisch-intonatorische Differenzierung beinhaltet nach Breuer und Weuffen die Fähigkeit, die unterschiedlichen Tonlagen beim Sprechen zu unterscheiden. „Die Erfassung des sprachlichen Inhalts setzt nicht nur die Unterscheidung phonematischer Merkmale voraus. In gleicher Weise sind Tonfall, Tonhöhe, Tonstärke und Tondauer zu differenzieren, sonst können Situationsspezifisches und die von emotionalen Merkmalen getragenen Sinnzusammenhänge für ein richtiges Handeln verloren gehen" (Breuer/Weuffen 1997, S. 37). Eine zentrale Rolle spielt für Breuer und Weuffen die rhythmische Differenzierung. „Die zentrale Funktion der rhythmischen Differenzierungsfähigkeit für die Einheit von Wahrnehmung und Verstehen von Sprache ist wichtig für die Speicherung von Wort- und Schriftinhalten, sowie von Satzschemata" (Breuer/Weuffen 1997, S. 39). Nur wenn ein Kind rhythmisch differenzieren kann, ist es in der Lage, den Sinn eines Satzes zu verstehen. Je nachdem, wie ich in einem Satz ein Wort betone, an welche Stelle ich ein Wort oder ein Komma setze oder wann ich eine Sprechpause mache, ändert sich der Sinn eines Satzes. „Mit Hilfe rhythmischer Strukturen erhalten optische, lautliche Zeichen und seriale Abfolgen ihre Gliederung" (Breuer/Weuffen 1997, S. 42). Kinder, die Probleme in der rhythmischen Differenzierung aufweisen, werden somit Schwierigkeiten beim Spracherwerb haben.

Für Breuer und Weuffen sind diese fünf Wahrnehmungsbereiche unabdingbar. Von daher empfehlen sie, diese Wahrnehmungsbereiche zu überprüfen. Dazu haben sie so genannte „Differenzierungsproben" (DP I und DP II) entwickelt, anhand derer Probleme einzelner Kinder in den beschriebenen Wahrnehmungsbereichen entdeckt werden können. DP I ist für 5 – 6-jährige und DP II für 6 – 7-jährige Kinder gedacht, also für die Zeit vom letzten Kindergartenjahr bis zum Ende des ersten Schuljahres. Die Tests können von Erziehern, Lehrern oder Logopäden durchgeführt werden. Neben der ausführlichen Darstellung der DP I und II werden dort auch viele Förderungsmöglichkeiten zu den einzelnen Wahrnehmungsbereichen aufgeführt.

In dieselbe Richtung wie Breuer/Weuffen gehen auch die Autorinnen Frau Dr. Astrid Kopp-Duller und Frau Livia R. Duller in ihren Büchern „Training der Sinneswahrnehmungen im Vorschulalter", „Legasthenie-Training nach der AFS-Methode" und „Dyskalkulie-Training nach der AFS-Methode" (siehe Literaturliste).

„Ein sehr wichtiger und nicht zu unterschätzender Förderungsbereich ist der Sinneswahr-nehmungsbereich. (...) Dies zeigt sich spätestens bei Schulbeginn, wenn das Kind mit den Buchstaben- und Zahlensymbolen erstmals in Zusammenhang mit Leistungszwang in Berührung kommt. Das Unvermögen, sich ausdauernd und genau mit der Tätigkeit des Schreibens, Lesens und Rechnens auseinander setzen zu können, bedingt das Vermögen des exakten Sehens, Hörens und der Raumwahrnehmung" (Kopp-Duller/Duller S.5). Auch für Kopp-Duller/Duller sind die Optik, Akustik und Raumwahrnehmung für das Erlernen des Lesens, Schreibens und Rechnens die wichtigsten Wahrnehmungsbereiche. Nur ein Zusammenspiel dieser Wahrnehmungsbereiche erleichtert es dem Kind, Sprache und Zahlen zu verstehen und anzuwenden. Ist einer dieser Wahrnehmungsbereiche gestört, können beim Spracherwerb und/oder Rechnen Probleme entstehen.

Bei ihrer Klassifizierung der ausschlaggebenden Wahrnehmungsbereiche orientieren sich die Autorinnen an der internationalen Einteilung:

„Optik:
- optische Differenzierung
- optisches Gedächtnis
- optische Serialität

Akustik:
- akustische Differenzierung
- akustisches Gedächtnis
- akustische Serialität

Raumwahrnehmung:
- Raumorientierung
- Körperschema"   (Kopp-Duller S. 25f)

Unter optischer Differenzierung verstehen sie „das Vermögen des Kindes, zwischen gleichen und ähnlichen Dingen unterscheiden zu können" (Kopp-Duller/Duller S.33). Um Buchstaben korrekt wiederzugeben, muss ein Kind z.B. in der Lage sein, ein *b* von einem *d*, ein *p* von einem *q* oder ein *n* von einem *m* unterscheiden zu können.

Dasselbe trifft auch auf Zahlen zu. Sieht ein Kind zwischen *21* und *12* oder zwischen *6* und *9* keinen Unterschied, wird es nicht in der Lage sein, richtig zu rechnen. Erst eine durchschnittlich ausgeprägte optisch differenzierte Wahrnehmung ermöglicht dem Kind das Unterscheiden ähnlich aussehender Buchstaben und Zahlen.

Alles, was über die Augen aufgenommen wird, auch die ähnlich aussehenden Buchstaben und Zahlen, muss abgespeichert werden. Nur so ist gewährleistet, dass das Gesehene auch wieder abgerufen werden kann. Kopp-Duller/Duller sprechen hier von dem optischen Gedächtnis. Das optische Gedächtnis trägt dazu bei, sich z.B. Wort- und Zahlbilder zu merken und „immer wieder bringen zu können" (KoppDuller S. 41). Damit diese Wort- und Zahlenbilder auch genau wiedergegeben werden können, z.B. beim Aufschreiben, bedarf es der optischen Serialität. „Die optische Serialität besteht darin, zu wissen, welcher Buchstabe in einem Wort nach dem anderen kommt" (Kopp-Duller S. 41) oder in welcher Reihenfolge die Ziffern einer bestimmten Zahl (z.B. *343*) stehen. Ist die optische Serialität gestört, wird das Kind Probleme haben, die Buchstaben eines Wortes oder die Ziffernfolge einer Zahl korrekt aufzuschreiben.

Wie bei der Optik unterscheiden Kopp-Duller/Duller auch bei der Akustik drei Bereiche, nämlich die akustische Differenzierung, das akustische Gedächtnis und die akustische Serialität.

Unter akustischer Differenzierung verstehen sie das Hören unterschiedlich oder ähnlich klingender Wörter. „Das akustische Differenzieren ist die Leistung, aus dem Gehörten bestimmte Wörter heraushören zu können, oder ähnliche Wörter unterscheiden zu können wie „Sand und Rand" (Kopp-Duller S. 41). Das Gehörte muss aber, ebenso wie das Gesehene, im Gedächtnis abgespeichert werden. Dazu wird das akustische Gedächtnis benötigt. „Als akustisches Gedächtnis bezeichnet man die Fertigkeit, sich Gehörtes auch zu merken" (Kopp-

Duller S. 42). Ein Kind sollte also in der Lage sein, die einzelnen Buchstaben eines Wortes und die einzelnen Wörter eines Satzes genau zu hören und abzuspeichern. Damit diese über den Hörsinn abgespeicherten Informationen auch korrekt wiedergegeben werden können, braucht das Kind die akustische Serialität. Akustische Serialität „ist das Vermögen des Kindes, sich akustische Informationen, die in einer Serie gegeben worden sind, auch wiederzugeben" (Kopp-Duller/Duller S. 33).

Wie Breuer/Weuffen, so ist auch für Kopp-Duller/Duller die Raumwahrnehmung ein ganz wichtiger Bestandteil für den Spracherwerb und für das Erlernen und Verstehen des Rechnens. Die beiden Autorinnen unterscheiden hierbei zwischen Raumorientierung einerseits und Körperschema und Handgeschick andererseits.

Raumorientierung „ist das Vermögen des Kindes, sich räumlich orientieren zu können" (Kopp-Duller/Duller S. 33). Ein Kind sollte abschätzen können, wo es in der Zeile anfangen muss, ob das Wort noch ans Ende der Zeile passt, wie hoch es die einzelnen Buchstaben oder Zahlen schreiben muss, damit es in den Linien bzw. Kästchen bleibt.

Unter Körperschema und Handgeschick verstehen sie „das Vermögen des Kindes, sich am eigenen Körper orientieren zu können und seine Motorik entsprechend einzusetzen (Kopp-Duller/Duller S. 33).

Ein Kind muss also in der Lage sein, die gehörten oder gesehenen Wörter und Zahlen auch aufschreiben zu können und benötigt dazu gut ausgeprägte schreibmotorische Fähigkeiten. Sind diese nicht vorhanden, wird es höchstwahrscheinlich große Probleme mit dem Schriftbild haben.

Um Lesen, Schreiben und Rechnen zu erlernen, müssen Kinder in der Lage sein, die unterschiedlichen Buchstaben bzw. Zahlen mit den Augen zu erkennen, mit den Ohren zu hören, ihre Bedeutung zu erfassen und diese Buchstaben/Zahlen korrekt wieder zu geben. Dazu bedarf es einer intakten Wahrnehmung, sowohl im akustischen als auch im optischen Bereich. Das Kind muss den Unterschied zwischen *d* und *t, b* und *p, m* und *n* hören und auch optisch erfassen können. Dazu ist wiederum die räumliche Wahrnehmung sehr wichtig. Es muss lernen, dass bei einem *d* der Bauch links vom Strich liegt und bei einem *b* rechts. Es muss ebenso wissen, dass das Symbol mit dem Strich rechts vom Bauch als *de* und mit dem Strich links vom Bauch als *be* gesprochen wird. Diese kleinen Unterscheidungen muss es erkennen, abspeichern und exakt wiedergeben können, und zwar in schriftlicher oder gesprochener Form. Dasselbe gilt in gleicher Weise auch für Zahlen.

Dies alles hört sich sehr einfach an. Die Schwierigkeit für Eltern, Erzieher, Lehrer oder sonstige Personen, die mit Kindern pädagogisch arbeiten und die Kinder unterstützen wollen, ist aber die Frage: Wie kann ich herausfinden, ob mein Kind, mein Schüler, Wahrnehmungsdefizite hat?

Viele Erwachsene sind der Meinung, um dies feststellen zu können, bräuchten sie eine pädagogische Ausbildung oder zumindest pädagogische Grundkenntnisse, was viele Eltern meinen, nicht zu haben. Eltern verbringen jedoch sehr viel Zeit mit ihrem Kind. Sie spielen, reden, basteln, sehen gemeinsam fern, lernen mit ihm oder unterstützen es bei den Hausaufgaben. Sie sehen ihr Kind in verschiedenen Situationen. So haben sie, wenn vielleicht auch unbewusst, gelernt, ihr Kind in den unterschiedlichsten Alltagssituationen zu beobachten und zu erleben. Sie haben also gelernt, sich auf ihr Kind einzustellen. Ist es traurig, versuchen sie den Grund der Traurigkeit herauszufinden, um anschließend ihr Kind wieder aufzumuntern. Ist es glücklich oder fröhlich, freuen sie sich mit ihm. Hat es Probleme in der Schule oder mit Freunden, werden sie gegebenenfalls mit ihrem Kind darüber sprechen. Hält es sich nicht an Abmachungen oder überschreitet es Grenzen, werden sie mit Nachdruck dafür sorgen, dass die Regeln in Zukunft eingehalten werden. Eltern arbeiten also „pädagogisch" mit ihrem Kind. Hinzu kommt noch, dass sie in dem Leben ihrer Kinder eine entscheidende Rolle spielen, auch wenn sie dies manchmal nicht glauben können.

Dies alles sind sehr gute Voraussetzungen, um herauszufinden, ob ihr Kind eventuell Probleme im Wahrnehmungsbereich hat. Bevor Eltern einen Psychologen aufsuchen, um durch aufwändige Tests dies überprüfen zu lassen, sollten sie das tun, was sie eigentlich häufig, aber unbewusst, sowieso tun – nämlich ihr Kind beobachten.

Eltern sollten versuchen, ihr Kind über einen längeren Zeitraum einmal bewusst zu beobachten, wenn es Probleme beim Schreiben, Lesen und/oder Rechnen hat. Wie verhält es sich bei den Hausaufgaben? Macht es mehr Theater in Deutsch oder Mathe? Über welches Fach schimpft es hauptsächlich? Wie verhält es sich in alltäglichen Situationen, beim Schneiden, Spielen, Basteln? Hat es große Ausdauer, ist es schnell frustriert?

Kopp-Duller und Duller haben in ihrem Buch einen Katalog von möglichen Anzeichen differenzierter Sinneswahrnehmungen zusammengestellt, die ich im Folgenden zitieren möchte, da sie sehr gute Anhaltspunkte für das Beobachten geben. Die Autorinnen beziehen diese Anzeichen nur auf das Vorschulalter, aber ich denke, viele sind genauso auch auf das Grundschulalter übertragbar.

„Anzeichen für mögliche Wahrnehmungsdefizite:
- keine oder verkürzte Krabbelphase
- verspäteter Sprachbeginn, manchmal verbunden mit Sprachfehlern
- verspäteter Gehbeginn, schlechte Körperkoordination
- auffällig „gute und schlechte" Tage
- fällt über Dinge, die nicht da sind
- Ungeschicklichkeit mit Messer, Gabel, Schere, beim Schleifen binden, zuknöpfen, usw.
- Schwierigkeiten beim Erlernen von Sportarten
- verwechselt richtungsweisende Bezeichnungen, links – rechts, oben – unten
- schnelleres Denken als Handeln
- bewegt sich nicht gerne frei
- manchmal überhastet, manchmal extrem langsam laufen mit schwerem oder mit trippelndem Schritt
- Hilfsschritte beim Treppensteigen
- die Kinder sind oft auffällig ängstlich und unsicher
- oder sie haben vor nichts Angst, steigen überall hinauf und springen überall herunter

- machen Ruderbewegungen beim Laufen und Springen
- haben Schwierigkeiten beim Klettern
- Schwierigkeiten beim Ausschneiden und Schneiden
- bei Fang- und Ballspielen verlieren sie den Überblick
- Probleme beim Schnurspringen oder bei Purzelbäumen
- können oft mit Befehlen wie „Gehe einen Schritt zurück!" nichts anfangen
- Schwierigkeiten bei Fingerspielen
- Schwierigkeiten beim Anziehen
- wissen bei Brettspielen nie, wann sie drankommen
- können manchmal nicht zuhören oder das Gehörte wiedergeben
- brauchen oft sehr lange, bis sie ein neues Spielzeug ausprobieren
- Begriffsverwechslungen
- falsche Farbbezeichnungen
- Wörterfindungen, kreieren eigener Wörter
- kein Interesse, seinen Namen schreiben zu lernen
- genießt das Vorlesen, liebt es, dazu Bilder anzuschauen
- hört keinen Anfangs- oder Endbuchstaben eines Wortes
- hohe Merkfähigkeit
- hohe Kreativität
- auffallend gutes technisches Verständnis
- wenig Interesse an Kinderreimen, Kinderliedern
- erzählt Geschichten nicht in korrekter Reihenfolge
- kann Rhythmen nicht nachklopfen
- wenig Interesse an Memory- oder Puzzlespielen
- liebt Konstruktionsspiele
- hat seine eigene „Ordnung"
- Orientierungsprobleme
- kann Reihen schlecht nachvollziehen
- malt über den Rand, Koordinierungsschwierigkeiten beim Malen
- in Alltagssituationen auffallend wach und interessiert"
  (Kopp-Duller/Duller S. 36ff)

Weitere Anzeichen, die vor allem bei Schulkindern vorkommen können, sind:

- schreibt oben/unten über die Zeile hinaus
- kann einen Abstand nicht richtig einschätzen
- kommt beim Schreiben mit Zeilenanfang oder -ende nicht zurecht
- hat Probleme, ein vorgegebenes Muster abzuzeichnen
- kann ein vorgegebenes Muster nicht spiegelverkehrt abzeichnen
- kann Entfernungen nicht abschätzen
- hat Probleme mit dem Erlernen der Uhr
- kann Zeit nicht richtig einschätzen

Anhand dieser Anzeichen können Eltern ihr Kind beobachten. Es ist aber noch anzumerken, dass diese Anzeichen vermehrt auftreten müssen, um von Defiziten in der Wahrnehmung sprechen zu können. Von daher sollte die Beobachtungsphase nicht zu kurz gehalten werden, vielmehr sollte dies über einen längeren Zeitraum stattfinden. Es hat wenig Sinn und hilft dem Kind überhaupt nicht, wenn zwei oder drei Anzeichen erkannt werden und sofort die Diagnose gestellt wird: „Mein Kind hat große Probleme im Wahrnehmungsbereich!" Dies könnte z. B. der Fall sein, wenn man dem Kind etwas erzählt und feststellt, dass es überhaupt nicht richtig zugehört hat. Bevor nun eine Diagnose gestellt wird, gilt es herauszufinden, ob dies häufiger vorkommt und in welchen Situationen man dies beim Kind erlebt oder auch nicht erlebt hat. Eltern sollten sich diese Beobachtungen notieren und ihren Partner oder ihre Partnerin fragen, ob er/sie dasselbe feststellen konnte. So könnte die Beobachtung gefestigt oder aber auch verworfen werden.

Wichtig ist immer, sich Zeit zu nehmen und es nicht übers Knie zu brechen!

Dieses Beobachten sollte aber nicht so weit gehen, dass Eltern ein zweiter Sherlock Holmes oder Tatort-Kommissar werden. Sie müssen nicht ständig hinter ihrem Kind herrennen, mit Zettel und Bleistift bewaffnet, um ja keine Situation oder Begebenheit zu verpassen. Sie würden ihrem Kind ziemlich schnell auf die Nerven gehen und damit genau das Gegenteil von dem erreichen, was sie erreichen wollen. Das Kind soll bewusst beobachtet und in den unterschiedlichsten Situationen wahrgenommen werden. Dadurch eröffnet sich die Möglichkeit, mit ihm zu fühlen und zu denken, ohne dass es etwas davon bemerkt.

Diese Art von bewusster Beobachtung ist auch in der Schule, im Kindergarten oder in anderen Einrichtungen, die mit Kindern arbeiten, möglich. In der Schule halte ich es für wichtig, Auffälligkeiten, die man bei einem Kind feststellt, dem Klassenlehrer mitzuteilen. Dieser kann bei den anderen Kollegen, die in der Klasse unterrichten, nachfragen, ob sie ähnliche Beobachtungen gemacht haben. Sollte dies nicht der Fall sein, könnte der Klassenlehrer seine Kollegen bitten, das Kind diesbezüglich genauer zu beobachten. Er hat in der Regel auch einen intensiveren Kontakt zu den Eltern und so könnte er auch derjenige sein, der gegebenenfalls mit den Eltern darüber spricht. Mit eine wichtige Aufgabe des Klassenlehrers sollte sein, dass bei ihm die pädagogischen Fäden seiner Klasse zusammenlaufen.

Aber auch in Kindergärten und anderen Einrichtungen ist es möglich, Kollegen zu bitten, ebenfalls ein Auge auf das Kind zu werfen, von dem sie der Meinung sind, es könnte vielleicht Defizite in dem einen oder anderen Wahrnehmungsbereich haben. Häufig ist es sehr sinnvoll, „Außenstehende" mit einzubeziehen, da diese doch öfter aus einem anderen Blickwinkel heraus ein Kind sehen können. Damit werden vielleicht eigene Interpretationen relativiert und es stellt sich heraus, dass es doch nicht so schlimm ist, oder es bestätigen sich die eigenen Beobachtungen.

Arbeitet man mit einem Kind alleine, also in einer Eins-zu-Eins-Situation, halte ich es für angebracht, Eltern zu informieren, sofern Defizite – z. B. im Wahrnehmungsbereich – festgestellt werden. In diesem Fall sollten die Eltern ihr Kind diesbezüglich auch zu Hause genauer beobachten. So können sie herausfinden, ob diese Auffälligkeiten nur in der Eins-zu-Eins-Situation vorkommen oder ob das Kind auch in alltäglichen Situationen oder sogar in der Schule Defizite im Wahrnehmungsbereich zeigt.

Wie kann man die Wahrnehmungsfähigkeit bei Kindern testen?

Sind Eltern nun durch ihr genaues Beobachten, durch ihren Austausch mit dem Partner, durch Gespräche mit dem Klassenlehrer der Meinung, ihr Kind könnte Probleme in dem einen oder anderen Wahrnehmungsbereich haben, gilt es, genauer herauszufinden, wie stark diese Defizite wirklich sind.

Um medizinische Ursachen dafür auszuschließen, sollte ein Augen- und ein Ohrenarzt aufgesucht werden. Wichtig hierbei ist aber, dass bei der Anmeldung deutlich gemacht wird, dass ihr Kind Probleme im schulischen Bereich hat und dass sie abklären lassen wollen, ob dies medizinische Gründe haben könnte. Erhalten diese Informationen die Ärzte nicht, werden diese eine Routineuntersuchung durchführen, die in der Regel nicht zeigen wird, ob Defizite in der optischen oder akustischen Wahrnehmung vorhanden sind. Dazu bedarf es intensiverer Untersuchungen, die ein Arzt nicht automatisch bei jedem Kind machen kann, da diese zeitintensiver und natürlich auch teurer sind.

Es gibt auch Hörakustiker, die sich darauf spezialisiert haben, Kinder mit Schwierigkeiten in der Schule nicht nur in Bezug auf akustische, sondern auch auf typische zentrale Funktionen hin zu untersuchen. Viele von ihnen bieten auch spezielle Trainingsmöglichkeiten an.

Diese medizinischen Untersuchungen sollten relativ schnell, am besten schon während der Beobachtungsphase, durchgeführt werden. Liegen nämlich medizinische Gründe vor, gilt es, diese zuerst in den Griff zu bekommen. Liegen keine medizinischen Ursachen vor, kann nun anhand von Tests herausgefunden werden, in welchen Wahrnehmungsbereichen Schwächen vorliegen. Dazu muss das Kind bei einem Psychologen angemeldet werden (wahrscheinlich lange Wartezeiten), in eine psychiatrische Klinik gehen oder es müssen Lehrer bzw. Erzieher gebeten werden, eine Überprüfung anhand der Differenzierungsproben von Breuer/Weuffen durchzuführen. Eltern können sich aber auch das Buch von Breuer/Weuffen besorgen und die Test DP I bzw. DP II selber durchführen. Dazu ist aber zu sagen, dass die Autoren der Meinung sind, dass die „Untersuchen mit den ‚Differenzierungsproben' (...) nach entsprechender Einarbeitung von Psychologen, Logopäden, Sonderpädagogen, Grundschullehrern und Kindergärtnerinnen durchgeführt werden" (Breuer/Weuffen S. 47) können. Sie erwähnen mit keinem Wort die Eltern. Wer es sich zutraut, kann meiner Meinung nach – auch wenn er nicht zu den oben von den Autoren aufgeführten Berufsgruppen gehört, diese Tests durchführen. Dazu bedarf es aber einer hundertprozentigen Einhaltung bei der Vorgehensweise und der Auswertung, so wie sie Breuer/Weuffen beschrieben haben. Dazu sollten Eltern sich natürlich intensiver mit dem Buch der beiden Autoren beschäftigen. Die Durchführungszeit von DP I dauert ca. 10 – 12 Minuten, von DP II ca. 20 Minuten.

Für jede der oben beschriebenen Differenzierungsfähigkeiten sind Aufgaben zur Überprüfung aufgestellt. Die Vorgehensweise bei der Überprüfung und die jeweilige Auswertung werden genauestens beschrieben. Im Anhang des Buches befinden sich die beiden Protokollblätter für DP I und DP II, auf denen die Ergebnisse protokolliert und anschließend ausgewertet werden. Ebenfalls im Anhang sind auch die Bildtafeln abgedruckt, die für die Überprüfung benötigt werden.

Im Gegensatz dazu haben die Autorinnen Kopp-Duller/Duller in ihrem Buch ein Kontrollverfahren entwickelt, mit dem Eltern den Wahrnehmungsbereich ihres Kindes abklären können. Die Autorinnen haben dazu Aufgaben gestellt, die sich an dem Alter des Kindes orientieren. Sie haben für sieben Altersstufen (4 – 7 Jahren im Abstand von jeweils einem halben Jahr) solche Überprüfungsblätter entwickelt. Die aufgeführten Aufgaben sind Mindestanforderungen. Sollten sich Defizite zeigen, empfehlen die Autorinnen, diese Bereiche genauer abzuklären.

Der Vorteil von Kopp-Duller/Duller gegenüber DP I und DP II von Breuer/Weuffen besteht meiner Ansicht nach darin, dass zum einen die Aufgabenblätter von Kopp-Duller/Duller immer nur für ein halbes Lebensjahr gelten und dass zum anderen auch Eltern diese Überprüfung durchführen können.

Beide Autorengruppen haben als obere Altersgrenze 7 Jahre angegeben. Von daher hat es auch keinen Sinne, diese Tests mit älteren Kindern durchzuführen.

Für ältere Kinder ist mir kein Überprüfungsverfahren bekannt, das Eltern mit ihrem Kind selbst durchführen können. Es bliebe also nur der Weg, einen Spezialisten aufzusuchen. Neben Psychologen und psychiatrischen Kliniken bzw. psychiatrischen Abteilungen in Krankenhäusern und Hörakustikern gibt es u.a. auch die Möglichkeit, bei diplomierten Legasthenietrainern eine Überprüfung der Sinneswahrnehmungen vornehmen zu lassen. Dazu wurde in den USA unter Mithilfe von Fr. Dr. Astrid Kopp-Duller ein Computertest entwickelt, der bei Kindern im Alter von 6 – 14 Jahren anwendbar ist. Es ist ein Test, der in relativ kurzer Zeit (ca. 60 Minuten) u.a. Aufschluss darüber gibt, ob das Kind in der optischen, akustischen oder in der Raumwahrnehmung bzw. im Körperschema Defizite aufweist. Dieser Test, der in seiner Gesamtheit überprüft, ob eventuell eine Legasthenie oder Dyskalkulie vorliegt, ist in drei Bereiche aufgeteilt: Aufmerksamkeit (A), Funktion (F) und Symptom (S). Begonnen wird mit der Überprüfung der Aufmerksamkeit. Es wird abgetestet, inwiefern sich ein Kind zum einen ca. 15 Minuten lang konzentrieren kann und zum anderen, ob es bei der Aufmerksamkeit große Probleme im Bildbereich, bei den Halbsymbolen und/oder den Symbolen hat. Diese Unterscheidung ist sehr wichtig, denn man weiß, dass gerade legasthene Kinder große Probleme im Bereich der Symbolik aufweisen.

Der zweite Bereich, der überprüft wird, ist der Wahrnehmungsbereich. Hierbei wird unterschieden zwischen optischer, akustischer und räumlicher Wahrnehmung sowie Körperschema. Die Testreihen zur optischen und akustischen Wahrnehmung sind nochmals aufgeteilt in optische bzw. akustische Differenzierung, Gedächtnis und Serialität. So besteht die Möglichkeit, die Bereiche einzeln zu überprüfen. Bei der Funktion „Raumorientierung" geht es darum herauszufinden, wie stark das räumliche Vorstellungsvermögen ausgeprägt ist. Der letzte Test des Bereiches „Funktionen" beschäftigt sich mit dem Körperschema. Es wird überprüft, inwieweit ein Kind rechts und links unterscheiden kann. Abgeschlossen wird die Testreihe mit 20 Fragen, die sich auf die Symptome der Rechtschreib- bzw. der Rechenfehler beziehen.

Dieser Test kann aber nur von diplomierten Legasthenietrainern vorgenommen werden, denn er steht ausschließlich ihnen zur Verfügung. Eltern können dem Internet unter *www.legasthenietrainer.de* entnehmen, ob es in ihrer Nähe diplomierte Legasthenietrainer gibt, die auch über den sog. „AFS-Computertest" verfügen. Passend zu diesem Test hat der Kärntner Landesverband Legasthenie ein Trainingsprogramm entwickelt. Mit diesem „Easy-Trainingsset" kann gezielt an den Defiziten gearbeitet werden, die durch den AFS-Computertest sichtbar geworden sind. Anhand einer genauen Anleitung kann nun ein spezielles Trainingsprogramm für jedes Kind aufgestellt werden. Dazu gibt es Materialien, um speziell die defizitären Wahrnehmungsbereiche zu trainieren. Wo ein Easy-Trainings-Set bestellt werden kann, finden Sie im Anhang.

Es gilt nun zu überlegen, ob man eine Überprüfung der Sinneswahrnehmungen beim eigenen Kind selbst durchführen will oder auch gefühlsmäßig in der Lage dazu ist. Für eine genaue Durchführung der Tests ist eine innere Ruhe und ein gewisser Abstand zu der Testperson äußerst wichtig. Eltern müssen genaue Testanweisungen geben, in die sie nichts hineininterpretieren dürfen, um vielleicht ihrem Kind die Antwort zu erleichtern. Als Eltern ist man eventuell doch eher dazu geneigt, wenn auch häufig unbewusst, dem eigenen Kind zu helfen. Während die meisten Mütter in der Regel emotional mit ihrem Kind mitleiden, können viele Väter Fehler kaum ertragen. Vor allem dann, wenn es auch noch so genannte „einfache" Fehler sind. Die Folge davon könnte sein, dass sich bei ihrem Kind bezüglich des Lernens innerlich schon eine gewisse Abneigung ihnen oder ihrem Partner gegenüber entwickelt hat. Dies wäre natürlich für die Durchführung einer Überprüfung sehr hinderlich.

Oder das eigene Kind ist mit der Mutter/dem Vater aufgrund des häufigen miteinander Lernens schon so vertraut, das es sich mehr auf Mutter oder Vater konzentriert, als auf den Test. „Jetzt hat die Mama geblinzelt. Also habe ich einen Fehler gemacht!" oder „Der Papa guckt so komisch. Das muss jetzt falsch gewesen sein." Oder „Die Mama sitzt ganz ruhig da. Also ist alles in Ordnung!" Dies alles könnten Überlegungen sein, die während der Überprüfung bei dem Kind stattfinden könnten.

Eltern müssen bedenken, dass ihr Kind während des gemeinsamen Lernens zu ihnen u. a. auch eine beobachtende Beziehung aufgebaut hat. Es hat im Laufe der Zeit gelernt, gut einzuschätzen, wie sie z. B. bei Fehlern oder auch wenn etwas richtig gemacht wurde, reagieren. Also wird es sie auch während der Überprüfung genauestens beobachten. So besteht die Gefahr, dass ihr Kind sich nicht so intensiv mit den zu bearbeitenden Aufgaben beschäftigt, wie es notwendig wäre, damit das Ergebnis nicht verfälscht wird.

Andererseits könnte sich, wenn Eltern bei der Überprüfung nicht die innere Ruhe haben, ihre Unruhe auf das Kind übertragen. Auch dies könnte, gerade im Wahrnehmungsbereich, zu anderen Ergebnissen führen. Selbst wenn sie mit ihrem Kind vorher die Testsituation genauestens besprechen, besteht u. a. auch aus den oben angeführten Gründen die Gefahr, dass das Ergebnis die Realität nicht richtig widerspiegelt.

Eltern sollten meine Befürchtungen jetzt aber nicht so verstehen, dass ich sie unbedingt davon abbringen möchte, eine Überprüfung der Sinneswahrnehmungen bei ihrem Kind, sofern es das 7. Lebensjahr nicht überschritten hat, selbst durchzuführen. Mein Anliegen besteht eher darin, die Schwierigkeiten bewusst zu machen, die bei einer innerfamiliären Überprüfung auftreten können.

Es gibt durchaus auch gute Gründe dafür, das Abtesten selbst durchzuführen. Einige Kinder haben schon aufgrund ihrer Probleme verschiedene Ärzte besucht oder andere Tests ausfüllen müssen. Dies kann zu einer Abneigung gegenüber weiteren fremden Personen oder weiteren Tests führen. Die Folge davon könnte ein nicht ganz objektives Ergebnis sein. Oder es besteht nicht die Möglichkeit, in absehbarer Zeit einen Termin bei einem Institut oder Krankenhaus zu bekommen. Eltern wollen aber nicht z. B. sechs Monate warten müssen. Ein weiterer Grund könnte in einer sehr starken Zurückhaltung des Kindes liegen. Sie merken, dass Ihr Kind überhaupt nicht bereit ist, mit dem Testleiter alleine zu bleiben. Es wehrt sich mit „Händen und

Füßen". Schön wäre nun, wenn der Testleiter dem Kind die Möglichkeit geben könnte, ihn kennen zu lernen und zu akzeptieren. Gesteht er ihrem Kind diese „Anlaufzeit" nicht zu, sollten Eltern überlegen, ob sie es in diesem Fall nicht sein lassen. Zwingen sie ihr Kind zu diesem Test, scheint mir ein nicht objektives Ergebnis schon vorprogrammiert. In solchen Fällen kann es wirklich sinnvoll sein, eine Überprüfung selbst durchzuführen. Wichtig dabei ist, das von mir Beschriebene sich bewusst zu machen und eine wirkliche Testsituation herbeizuführen. Dies bedeutet auch, dass während der Überprüfung keinerlei Störung stattfinden darf.

In der Regel scheint mir ein Abtesten durch Dritte, also durch außenstehende Personen, angebrachter. Kinder verhalten sich gegenüber fremden Personen normalerweise zurückhaltender. Bei den eigenen Eltern sind viele Kinder eher geneigt, über Aufgaben zu diskutieren oder einen gewissen Widerstand zu entwickeln. Oder sie wissen genau, wie sie fragen müssen, damit es für sie leicht wird, die Aufgaben zu lösen. Dies trauen sich die meisten Kinder bei fremden Personen nicht. Sie sind dort eher bereit, die Anweisungen ohne Diskussionen zu befolgen. Es entspricht für sie eher einer Prüfungssituation, als wenn es zu Hause durchgeführt wird. Dies hat zur Folge, dass sich das Kind intensiver mit den Aufgaben beschäftigen kann. Es muss nicht so sehr darauf achten, wie der Testleiter „guckt" oder reagiert. Häufig möchten Kinder auch gerade fremden Personen gegenüber zeigen, was sie können. So wird ihr Ehrgeiz eher angestachelt, was sich wiederum positiv auf die Testdurchführung auswirken kann. Viele spüren auch, dass sie jemandem gegenübersitzen, der ihre Probleme ernst nimmt, sie fühlen sich verstanden. Dies kann wiederum die Bereitschaft erhöhen, die Aufgaben zu bearbeiten.

Was meiner Ansicht nach auch noch für jemanden spricht, der schon öfter Tests durchgeführt hat, ist die Erfahrung. Je häufiger man selbst schon Überprüfungen vorgenommen hat, desto ruhiger und gelassener ist man, was sich wiederum positiv auf die Testperson auswirkt. Außerdem kann man mit unvorhergesehenen Situationen, die immer wieder während einer Testphase auftreten können, aufgrund der eigenen Erfahrungen besser umgehen.

Im Endeffekt müssen Eltern entscheiden, ob sie eine Überprüfung selbst durchführen wollen und können oder ob sie eine außenstehende Person in Anspruch nehmen. Ich persönlich würde die zweite Möglichkeit empfehlen, da in der Regel dadurch eine professionellere Überprüfung stattfinden kann. Aber es gibt, wie beschrieben, auch Gründe, die dagegen sprechen können. Wenig erfolgsversprechend ist es, zum Klassenlehrer zu gehen und ihn zu bitten, den Wahrnehmungsbereich des Kindes abzutesten. Damit sind Lehrer auf jeden Fall zeitlich überfordert. Die Überprüfung ist eine Individualüberprüfung, sie kann nicht als Gruppenüberprüfung durchgeführt werden. In Baden-Württemberg ist für fast jede Schule ein so genannter Beratungslehrer zuständig, der eine solche Einzelprüfung durchführen kann. Leider gibt es Beratungslehrer, soweit ich informiert bin, nicht in allen Bundesländern. Ein Beratungslehrer hat eine besondere Zusatzausbildung absolviert. Diese fundierte Ausbildung befähigt ihn, Kindern und ihren Eltern bei schulischen Problemen zu helfen und auch Tests durchzuführen. Leider wird dieses in Baden-Württemberg sehr bewährte System bisher nicht von allen Bundesländern übernommen. Man nimmt damit den Eltern einen sehr kompetenten Ansprechpartner, wenn es um gravierende Schulprobleme geht.

Eltern sollten herausfinden, wer in ihrer Nähe für sie in Frage käme, eine Überprüfung des Wahrnehmungsbereiches bei ihrem Kind durchzuführen. Auch in der Schule, bei den schulpsychologischen Diensten oder dem zuständigen Schulamt kann nachgefragt werden.

Vielleicht gibt es im Kindergarten eine Erzieherin, die sich mit Überprüfungen etwas auskennt und die auch bereit wäre, eine Überprüfung anhand von Breuer/Weuffen oder Kopp-Duller/Duller bei dem Kind vorzunehmen.

Sollten dort keine Ansprechpartner sein, werden Eltern versuchen müssen, einen Ansprechpartner außerhalb der Schule zu suchen, den sie aber in vielen Fällen privat bezahlen müssen. Leider ist es nicht möglich, dies über Krankenkassen abzurechnen, obwohl man weiß, dass frühzeitig erkannte Defizite, an denen dann auch gearbeitet werden kann, weniger negative Auswirkungen auf die Persönlichkeit haben. Eine starke Persönlichkeit ist eine gute Basis dafür, dass Kinder seltener krank werden – und dies entlastet wiederum die Krankenkassen. Es ist bedauerlich, dass sich die Krankenkassen diese Erkenntnis noch nicht zu eigen gemacht haben.

Gute Ansprechpartner außerhalb der Schule sind diplomierte Legasthenietrainer, da diese auch gleichzeitig mit überprüfen können, ob die eventuell vorliegenden Wahrnehmungsdefizite eine Legasthenie oder Dyskalkulie (Rechenschwäche) nach sich ziehen. Eltern sollten aber nichts überstürzen! Nicht jede Unachtsamkeit, Unaufmerksamkeit ihres Kindes hat mit großen Defiziten im Wahrnehmungsbereich zu tun. Starke Ängste seitens der Eltern können zu Defiziten bei den Kindern führen. Das Beobachten durch mehrere Personen über einen längeren Zeitraum sollte der erste Schritt sein, bevor man das Kind einem Test unterzieht.

Was ist Legasthenie, Dyskalkulie und ADS?

In den vorangegangenen Kapiteln haben wir den Zusammenhang zwischen Wahrnehmung einerseits und Legasthenie und Dyskalkulie andererseits aufgezeigt.

Sehr häufig melden sich Eltern in unserer Praxis mit dem Problem, dass sich ihr Kind in der Schule nicht richtig konzentrieren kann. Durch ein intensives Gespräch stellt sich dann sehr schnell heraus, dass dies bei den meistern Kindern nur in Deutsch oder Mathematik der Fall ist. Trotzdem haben einige dieser Eltern eine Legasthenie bzw. Dyskalkulie bisher nicht in Erwägung gezogen. Teilweise auch deshalb nicht, weil der Deutsch- bzw. Mathematiklehrer diese Meinung nicht teilte.

Von daher scheint es uns angebracht, Ursachen und Symptome von Legasthenie und Dyskalkulie kurz aufzuzeigen.

Weiterreichende Informationen zu Legasthenie und Dyskalkulie sind in den Büchern von Rainer Dürre zu finden (siehe Literaturliste). In beiden Büchern sind jeweils Trainingsprogramme enthalten, mit denen die Rechtschreibung des Kindes verbessert bzw. das Zahlverständnis und das Rechnen im Zahlenraum bis 100 mit dem Kind erarbeitet werden kann. Die Trainingsprogramme, die komplett übernommen werden können, sind speziell für Eltern geschrieben, aber auch in der Schule anwendbar. Das Trainingsprogramm für die Rechenschwäche ist mittlerweile auf DVD erschienen. Bestelladresse im Anhang.

Genauso wie bei der Legasthenie und der Dyskalkulie verhält es sich auch mit Störungen in der Aufmerksamkeit. Obwohl Lehrer sich bei Eltern verhaltensauffälliger Kinder häufig beschweren, wird trotzdem oft ein Zusammenhang mit ADS von Schulseite bestritten. „Modeerscheinung", „Hirngespinst der Eltern" oder „Der hat nie und nimmer ADS" sind häufige Äußerungen gerade von solchen Lehrern, die sich mit dieser Problematik bisher kaum auseinander gesetzt haben.

Aus diesem Grund folgt ein kurzer Abriss über Ursachen und Symptome von Aufmerksamkeitsstörungen. Weiterführende Informationen hierzu sind u. a. in den Büchern von Ute Reimann-Höhn bzw. von Cordula Neuhaus enthalten (siehe Literaturliste).

Ursachen und Symptome von Legasthenie

Von Legasthenie spricht man, wenn eine „umschriebene Entwicklungsstörung der Lese-Rechtschreibfertigkeiten bei normal entwickelter Intelligenz" (nach internationaler Klassifikation der Krankheiten – ICD 10) vorhanden ist. Demnach ist ein Schüler nur dann ein Legastheniker, wenn er trotz durchschnittlicher Intelligenz große Schwierigkeiten im Lesen und/oder Rechtschreiben hat. Wichtig hierbei ist noch, dass diese Probleme nicht auf einen unzulänglichen Unterricht zurückzuführen sind.

Die Frage, die sich hierbei stellt, ist: Was ist normale Intelligenz?

Ist ein Intelligenzquotient von 85 noch normale Intelligenz oder fängt diese erst bei einem IQ von 90 an?

Dazu schreibt Prof. Dr. Weiß, Autor des Grundintelligenztests CFT20: „Es ist anzunehmen, dass ein durchschnittlich begabtes Kind auch durchschnittliche Leistungen im Schreiben und Lesen erreichen kann. Deshalb würde ein IQ-Wert von 85 – 90 auf jeden Fall noch ausreichende Gewähr dafür bieten, da dieser Wert noch zur Durchschnittintelligenz gezählt werden kann. Da Intelligenz – auch die durch den CFT gemessene Grundintelligenz – bis zum Alter von 14/15 Jahren noch mehr oder weniger starken Schwankungen (z. B. auch positiven Entwicklungen) unterworfen sein kann, sollte eine gewisse Sicherheitsspanne nach unten mit einbezogen werden (...), so dass eigentlich erst ein gemessener IQ von über 80 und weniger mit ausreichender Sicherheit die Gewähr bietet, dass es sich nicht mehr um Legastheniesymptome, sondern um einen allgemeinen Intelligenzmangel handelt" (siehe Handbuch CFT 20 S. 34).

Dies bedeutet zum einen, dass man bei einem gemessenen IQ über 80 von durchschnittlicher Intelligenz spricht. Häufig wird dies vergessen, so dass teilweise Kinder mit einem IQ zwischen 90 und 80 als nicht mehr durchschnittlich intelligent bezeichnet werden und somit laut Definition keine Legastheniker sind. Es bedeutet weiterhin, dass Kinder mit einem geringeren IQ als 80 nicht als Legastheniker bezeichnet werden, denn für Schulen ist die Definition nach ICD 10 maßgeblich. Wollen Eltern aber eine spezielle schulische Förderung bezüglich Legasthenie haben, wird ihnen dies aufgrund der Definition nicht gewährt.

Dies halte ich für sehr fragwürdig, zumal man auch weiß, dass ein Intelligenztest bei ein und derselben Person unterschiedlich ausfallen kann. Je nachdem, wie gut das Kind „drauf" ist, wie gut es mit dem Testleiter auskommt oder wie stark das Umfeld (z. B. der Raum) sich negativ auf das Kind auswirkt, können die Ergebnisse verschieden sein. Folgendes habe ich bei einem Kind erlebt: Wir haben dieses Kind in unserem Institut auf Legasthenie getestet und in diesem Rahmen auch einen Intelligenztest durchgeführt. Dieser fiel besser aus als der, den es in einem Krankenhaus gemacht hatte. Das Kind hatte ziemliche Angst vor diesem Krankenhaus, denn dort starb der Vater in seinem Beisein. In unserem Institut war dagegen eine relativ entspannte Situation, so dass das Kind in aller Ruhe den Test durchführen konnte. Es war somit besser in der Lage, sich auf die Testaufgaben zu konzentrieren.

Ich vertrete die Meinung, **alle** Kinder, die große Probleme in der Rechtschreibung haben, haben ein Recht auf gezielte Förderung. Natürlich ist es dabei wichtig zu wissen, ob ein gewisser Intelligenzmangel vorliegt oder nicht. Dementsprechend muss das Training aufgebaut sein.

Über die Ursachen von Legasthenie ist man sich in der Fachwelt nicht ganz einig. So gehen einige, wie z. B. das Blicklabor der Universität Freiburg, von Störungen der Blickbewegungen, der schnellen visuellen Informationsaufnahme oder der zentralen Verarbeitung visueller Informationen aus. Mehr als 40 % der als lese-rechschreib-schwach eingestuften Kinder hätten Defizite in der Blicksteuerung (siehe im Kapitel über das Sehen).

Als sehr gesicherte mögliche Ursache für Legasthenie gelten Störungen im Bereich der Sprachwahrnehmung und Sprachverarbeitung.

So hat man bei vielen legasthenen Kindern Störungen beim Erkennen und Unterscheiden der phonematischen Struktur bei Wörtern festgestellt. Bei der phonematischen Struktur geht es um die Aufteilung der Wörter in einzelne Laute oder Silben. Viele legasthene Kinder haben große Probleme, den Anfangs-, Mittel- oder Endlaut eines Wortes genau zu benennen. Sie sind nicht in der Lage, z. B. bei dem Wort *Nase* das *N* als Anfangslaut und das *e* als Endlaut zu identifizieren. Dieses Phänomen hat man bei vielen lese-rechtschreib-schwachen Kindern festgestellt. Natürlich ist dies kein absolut stichhaltiges Erkennungsmerkmal für Legasthenie. Es deutet aber darauf hin, dass mit einer größeren Wahrscheinlichkeit bei einem Kind mit diesen Problemen eine Lese-Rechtschreib-Schwäche auftreten kann. Von daher sollte bei einem Kind, bei dem schon zu Beginn der 1. Klasse Probleme beim Lesen oder beim Schreiben zu erkennen sind, eine Überprüfung bezüglich dieser phonologischen Bewusstheit – so wird diese Zerlegung von Wörtern in einzelne Laute genannt – stattfinden. Sollten sich dabei Probleme zeigen, könnte sofort mit einer gezielten Förderung begonnen werden. Da ein Kind für solch eine Überprüfung der phonologischen Bewusstheit weder lesen noch schreiben muss, könnte diese Überprüfung im letzten Kindergartenjahr bei jedem Kind auf spielerische Art von den Erziehern durchgeführt werden.

Im Anhang haben wir einen Test zur Überprüfung der phonologischen Bewusstheit aufgeführt, so wie er von Karin Dürre, einer diplomierten Legasthenietrainerin, in Anlehnung an Dr. G. Tacke entwickelt wurde.

Eine große Rolle als Ursache von Legasthenie spielt die Vererbung. Untersuchungen an Familien von legasthenen Kindern haben ein verstärktes Auftreten dieser Schwäche in der Familie bzw. nahen Verwandtschaft gezeigt. Diese Erfahrung haben wir auch in unserem Institut gemacht. Bei fast allen Kindern, die bei uns gefördert werden, gibt es in der näheren Verwandtschaft jemanden, der ebenfalls Probleme in der Rechtschreibung hatte bzw. hat. Dies kann Vater, Mutter, Oma, Opa, Onkel, Tante, Cousine oder Cousin sein.

Öfters wird die mangelnde Konzentration als Ursache von Legasthenie angeführt. Eltern und Lehrer von lese-rechtschreib-schwachen

Kindern können ein Lied davon singen. Die Frage, die sich aber hierbei stellt, ist: Was war zuerst da? Ist die mangelhafte Konzentration die Ursache der Legasthenie oder ist die Legasthenie die Ursache der schlechten Konzentration? Fest steht, dass sich Legasthenie und mangelnde Konzentration gegenseitig verstärken.

Häufig bekomme ich die Frage gestellt, inwieweit die unterschiedlichen Methoden, mit denen in unseren Schulen das Lesen und Schreiben erlernt wird, eine große Rolle spielen. Sollte dies der Fall sein, müsste eine Häufung lese-rechtschreib-schwacher Kinder bei der einen oder der anderen Methode vorhanden sein. Dies ist mir aber nicht bekannt. Man kann davon ausgehen, dass die Methode, wie Lesen und Schreiben gelernt wird, keine Ursache von Legasthenie ist.

Trotzdem kann von einem Auswirken des schulischen Unterrichts auf eine Legasthenie ausgegangen werden. So kann die Klassengröße, der Lehrer, das Leistungsniveau oder auch die Atmosphäre in der Klasse den Lese-Rechtschreib-Prozess eines Kindes stark behindern.

Aber auch das familiäre Umfeld kann einen Anteil daran haben. Viele Kinder sitzen täglich viele Stunden vor dem Fernseher und/oder Computer. So scheint der Fernseher im eigenen Zimmer auch schon für Grundschüler fast die Regel zu sein. Sobald ein Kind sein eigenes Fernsehgerät besitzt, haben die Eltern keine Kontrolle mehr über dessen Fernsehkonsum. Dies haben mir viele Schüler bestätigt. Fernsehen führt auch zu einer Verminderung geistiger Bilder. Indem dem Kind die Geschichte vorgespielt wird, braucht es sich die einzelnen Szenen nicht mehr bildlich vorzustellen, wie z. B. beim Vorlesen oder Lesen einer Geschichte oder bei einer Hörspielkassette. Es sitzt stundenlang und konsumiert, ohne viel nachdenken zu müssen. Dies fördert natürlich in keiner Weise die Konzentration. Das Gegenteil ist eher der Fall. Einige dieser Kinder sind dann am nächsten Tag auch sehr müde, andere wiederum sehr unruhig. Die Aufmerksamkeit für den Unterricht ist nicht da, das Kind bekommt nur wenig mit.

Weitere Ursachen von Legasthenie könnten Komplikationen in der Schwangerschaft, Geburt oder in den Tagen vor bzw. nach der Geburt sein.

Was immer auch die Ursache für die Legasthenie sein mag, es ist nicht zu ändern. Es hat auch keinen Sinn, im Nachhinein jemandem die Verantwortung oder gar „Schuld" dafür zu geben. Wichtig ist, die Legasthenie wahrzunehmen, sie zu akzeptieren und dann zu überlegen, wie dem Kind geholfen werden kann. Dies sollte die oberste Priorität sein. Erst das Akzeptieren der Legasthenie bei dem eigenen Kind gibt den Eltern die Möglichkeit, dem Kind auch wirklich zu helfen. In dem Moment, in dem mit dem Kind wegen der schlechten Noten im Diktat nicht mehr geschimpft wird, in dem Moment, in dem das Kind das Gefühl hat, die großen Probleme in der Rechtschreibung stehen nicht mehr zwischen Eltern und ihm, wird man feststellen, wie das Kind ruhiger und wie sich die Atmosphäre zu Hause entspannen wird. Die Angst vor den Diktaten, die Angst, etwas schreiben zu müssen, wird weniger werden. Dies ist eine ganz wichtige Voraussetzung, wenn Eltern Ihrem Kind helfen wollen. Ein Kind braucht absolutes Verständnis von seinen Eltern und keine Vorwürfe.

Im Folgenden möchte ich ein paar Symptome aufzeigen, an denen Eltern erkennen können, ob bei ihrem Kind eventuell eine Legasthenie vorliegt.

„In der Regel wurde eine Schwäche im Rechtschreiben von den meisten Eltern Ende Klasse 2 oder Anfang Klasse 3 bemerkt. Wurden geübte Diktate noch in einem erträglichen Rahmen geschrieben, wobei auch die Note 1 dabei sein konnte, zeigte sich das Problem ganz stark bei den ungeübten Diktaten" (Dürre, 2000). Die Noten bewegen sich jetzt plötzlich zwischen 5 und 6, und zwar ohne ersichtlichen Grund. Das nun verstärkte zusätzliche Üben, auch auf Raten des Deutschlehrers, bringt noch nicht einmal ansatzweise den erhofften Erfolg. Das Gegenteil tritt ein. Das Kind wird immer gereizter, die Mutter auch. Häufig fließen Tränen – an der Diktatnote oder an der Rechtschreibung allgemein ändert sich nichts. Das Üben wird zur Qual für die ganze Familie. Dies ist ein typisches Merkmal legasthener Kinder. Trotz des zusätzlichen täglichen Übens tritt keine Verbesserung ein.

Ein weiteres Merkmal sind die Rechtschreibfehler. So wird ein und dasselbe Wort innerhalb eines Textes verschiedenartig falsch geschrieben. Eine Regelmäßigkeit bei Fehlern ist überhaupt nicht zu erkennen. Außerdem werden häufig fast gleichaussehende Buchstaben wie *g* und *p, d* und *b* ebenso verwechselt, wie gleichlautende Buchstaben wie *d* und *t* oder *g* und *k.* Ebenso oft werden ganze Wörter ausgelassen, die Verdoppelung von Buchstaben funktioniert nicht oder Buchstaben werden einfach hinzugefügt oder weggelassen. Das Schreiben auf der Linie bereitet vielen legasthenen Kindern ebenso Schwierigkeiten wie das Abschätzen, ob das Wort nun noch an das Ende der Zeile passt oder nicht.

Für viele Lehrer sind dies keine Anzeichen von Legasthenie. Sie sind der Meinung, legasthene Kinder machen ganz spezielle Fehler, die ein nicht-legasthenes Kind nicht macht. Diese Ansicht ist jedoch falsch. Legasthene Kinder unterscheiden sich weniger in der Art der Fehler von anderen Schülern, als viel mehr in der Häufigkeit dieser Fehler. Es gibt keine typische Art von Rechtschreibfehlern, die ausschließlich Legastheniker machen. Sie machen dieselben Fehler wie nicht legasthene Schüler, nur in erheblich höherer Anzahl. Es gibt auch nicht das typisch legasthene Kind. Es existieren so viele Arten von Legasthenie, wie es legasthene Kinder gibt.

Von daher sollten Eltern, falls sie der Meinung sind, ihr Kind könnte eventuell eine Legasthenie haben, sich von Aussagen wie „Wenn Ihr Kind diese Fehler nicht macht, kann es kein Legastheniker sein" oder „Die Eltern brauchen nur einen Grund für die schlechte Rechtschreibung ihres Kindes. Sie sollten besser mehr üben" nicht abschrecken und entmutigen lassen. Hier ist eine Überprüfung angebracht, z.B. durch Beratungslehrer oder durch diplomierte Legasthenietrainer, von denen es bei uns in Deutschland immer mehr gibt. Im Anhang befindet sich eine Internetadresse, unter der diplomierte Legasthenietrainer im gesamten Bundesgebiet aufgelistet sind. Bei einer Überprüfung sollte darauf geachtet werden, ob der Wahrnehmungsbereich mit abgetestet wird. Viele diplomierte Legasthenietrainer haben den beschriebenen AFS-Test zur Überprüfung der Wahrnehmungsbereiche und einer eventuellen vorliegenden Legasthenie.

Ursachen und Symptome von Dyskalkulie

Die Weltgesundheitsorganisation (WHO) definiert Dyskalkulie folgendermaßen:

„Rechenstörung: Beeinträchtigung von grundlegenden Rechenfertigkeiten. Diese Störung beinhaltet eine umschriebene Beeinträchtigung von Rechenfertigkeiten, die nicht allein durch eine allgemeine Intelligenzminderung oder eine eindeutig unangemessene Beschulung erklärbar ist. Das Defizit betrifft die Beherrschung grundlegender Rechenfertigkeiten wie Addition, Subtraktion, Multiplikation und Division, weniger die höheren mathematischen Fähigkeiten, die für Algebra, Trigonometrie, Geometrie und Differenzial- und Integralrechnung" (Dürre 2003, 2. Auflage).

Diese Definition spricht nur dann von einer Rechenstörung, wenn grundlegende Rechenfertigkeiten fehlen. Es handelt sich hierbei hauptsächlich um die vier Grundrechenarten „plus", „minus", „mal" und „geteilt", das Mengenverständnis und um den Aufbau unseres Zahlensystems (10er-System, Stellenwert).

Eine Dyskalkulie liegt also nicht vor, wenn diese grundlegenden Rechenfertigkeiten verstanden sind und Probleme z. B. nur im Verstehen des Bruchrechnens, des Prozentrechnens, der Körperberechnungen oder der Trigonometrie auftauchen.

Wie bei der Legasthenie geht man aber auch hier davon aus, dass eine Dyskalkulie nur dann vorhanden ist, wenn keine allgemeine Intelligenzminderung vorliegt. Dies wird wiederum durch einen Intelligenztest festgestellt. Hier trifft natürlich dasselbe zu, was ich auch in dem vorherigen Kapitel über die Legasthenie und in meinen beiden anderen Büchern darüber geschrieben habe.

Auch bei dieser Teilleistungsstörung vertrete ich die Meinung, dass allen Kindern geholfen werden muss, unabhängig von ihrer Intelligenz. Trotzdem ist auch bei einer Dyskalkulieförderung wichtig zu wissen, wie es mit der Intelligenz aussieht. Dementsprechend muss auch das Training, die Förderung aufgebaut werden.

In Fachkreisen wird zwischen primärer und sekundärer Dyskalkulie unterschieden. Unter primärer Dyskalkulie werden Rechenstörungen verstanden, deren Ursachen hirnorganisch bedingt sind. Diese Hirnleistungsschwächen können entweder genetisch bedingt sein oder perinatale Ursachen haben. Unter perinatalen Ursachen werden alle die Risikofaktoren verstanden, die sich um die Zeit der Geburt herum (perinatal) auf das ungeborene Kind (Schwangerschaft, Geburt) oder auf die ersten Lebenswochen des Kindes auswirken können. Sauerstoffmangel während der Geburt, ein Absinken des Blutzuckerspiegels nach der Geburt, Nikotin, Alkohol, Medikamente oder Drogen während der Schwangerschaft sind solche Risikofaktoren, die die Hirnleistung eines Kindes beeinträchtigen können. Aber auch Probleme in der akustischen und/oder optischen Wahrnehmung können ebenso Ursachen einer Dyskalkulie sein.

Von sekundärer Dyskalkulie spricht man dann, wenn die Ursachen einer Rechenstörung im persönlichen oder seelischen Bereich liegen. So können Familienkonflikte, der Tod eines geliebten Angehörigen, stärkere Erkrankungen eines Familienmitgliedes, Verlust eines Haustieres, Trennung der Eltern oder ungünstige Lebensverhältnisse eine sekundäre Dyskalkulie hervorrufen. Ein seelisches Problem kann sich ziemlich stark in der Gedankenwelt eines Kindes festsetzen, so dass wir Eltern manchmal gar nicht mitbekommen, was sich im Inneren unseres Kindes abspielt, es bleibt uns verborgen. Das Kind selbst aber denkt noch sehr häufig daran, natürlich auch während des Unterrichts. Dies kann zur Folge haben, dass es bei Erklärungen nicht richtig aufpasst und den Anschluss verliert. Gerade in der Mathematik kann das schnell zu Problemen führen und damit zu einer sekundären Dyskalkulie.

Aber auch zu starker Druck seitens der Eltern kann ein Auslöser dafür sein. Wir Eltern wissen, wie stark die Mathematik in unserem Berufsleben Einzug gefunden hat. Dies führt bei einigen Eltern dazu, schon frühzeitig Druck auf das Kind auszuüben. Wenn das Kind diesem Druck nicht gewachsen ist, kann dies zu Ängsten vor dem Rechnen, vor dem Mathematikunterricht führen und somit eine Rechenschwäche zur Folge haben.

Eine weitere Ursache kann auch in der Schule liegen. Häufiger Lehrerwechsel in den ersten Klassen führt oft auch zu einem Wechsel der

Unterrichtsmethode. Während der eine Lehrer größeren Wert auf das Kopfrechnen legt, steht dies bei einem anderen Lehrer nicht so stark im Vordergrund. Die Kinder müssen sich auf den Lehrer einstellen, was den meisten wahrscheinlich auch keine großen Probleme bereiten wird. Trotzdem wird es einige geben, die unter einem Lehrerwechsel leiden.

Auch eine starke Bevorzugung des Lesens und Schreibens in der ersten Klasse, das zu frühe Wechseln von der handelnden Ebene (z. B. mit Rechenstäben, Kugeln, Perlen) zu der abstrakten Ebene, in der nur noch im Kopf gerechnet wird, oder das Auslachen durch den Lehrer oder durch Klassenkameraden bei einer falschen Antwort können ebenfalls eine sekundäre Dyskalkulie hervorrufen.

Wichtig für Eltern ist, herauszufinden, welches die möglichen Ursachen für die Rechenschwäche Ihres Kindes sind. Sind sie organisch oder seelisch bedingt, liegen sie im Wahrnehmungsbereich? Ob eine organische Schädigung vorliegt, kann nur ein Facharzt feststellen. Des weiteren können Eltern überlegen, ob es in ihrem familiären Umfeld in der Vergangenheit Schwierigkeiten gab, die ihr Kind jetzt noch stark belasten könnten. Bezüglich des Wahrnehmungsbereiches wurden in vorangegangenen Kapiteln detailliertere Informationen aufgelistet.

Wie können Eltern aber nun erkennen, ob ihr Kind an einer Dyskalkulie leidet? Erstes ernst zu nehmendes Anzeichen ist, wenn sie feststellen, dass ihr Kind bei den Mathematikhausaufgaben trödelt, bockig wird oder urplötzlich anfängt zu schimpfen oder zu weinen. Werden die Hausaufgaben in Deutsch oder den anderen Fächern noch in einer einigermaßen entspannten Atmosphäre gemacht, entstehen bei den Rechenhausaufgaben größere Spannungen. In so einem Fall sollten die Eltern das Gespräch mit dem Mathematiklehrer ihres Kindes suchen und ihn fragen, ob er ebenfalls solche Beobachtungen gemacht hat. Ist dies nicht der Fall, sollten sie ihn bitten, in der nächsten Zeit ihr Kind diesbezüglich etwas genauer zu beobachten. Finden Eltern bei dem Mathematiklehrer ihres Kindes kein Verständnis, wäre es denkbar, bei einem anderen Lehrer oder einer anderen Stelle Hilfe zu suchen.

Im Folgenden möchte ich einige Hauptmerkmale aufführen, die auf eine Dyskalkulie hinweisen können.

„1. Die Verbindung zwischen Zahlenbegriff und Menge fehlt.

Dies bedeutet, dass auch bekannte Mengen immer wieder nachgezählt werden. So wird z.B. beim Würfeln die Augenzahl 3 nicht als 3 erkannt, sondern die einzelnen Augen müssen immer wieder nachgezählt werden oder die fünf Mitglieder einer Familie werden erst dann als eine Menge von 5 erkannt, wenn die einzelnen Personen abgezählt werden.

2. Es wird nicht gerechnet, sondern es wird einzeln dazugezählt.

Die Aufgabe 3 + 4 wird gelöst, indem zu der 3 die 4 in einzelnen Schritten dazugezählt wird, meistens unter Zuhilfenahme der Finger.

3. Das Zählen beginnt immer bei der 1.

Eine Menge soll abgezählt werden. Das Kind wird unsicher, kommt nicht weiter. Anstatt auf eine schon gezählte Zahl zurückzugreifen, fängt es wieder bei 1 an zu zählen.

4. Rechensymbole werden nicht erkannt oder verwechselt.

Statt bei der Aufgabe 5 + 3 die beiden Zahlen zu addieren, werden sie multipliziert. Die Aufgabe 5 = 3 + 2 wird nicht verstanden, sie wird als 5 + 3 = 2 geschrieben.

5. Es wird ungewöhnlich viel Zeit für das Rechnen gebraucht, das Kind ist schnell erschöpft.

Dies zeigt sich vor allem bei den Hausaufgaben. Das Kind hat keine Lust, mit den Rechenaufgaben anzufangen, rechnet sehr lang, um eine Aufgabe zu lösen und ermüdet sehr rasch.

6. Trotz intensiven Übens werden keine nennenswerten Fortschritte erzielt, Geübtes wird schnell vergessen.

7. Unzureichendes räumliches und/oder zeitliches Vorstellungsvermögen.

7. Das Kind hat Probleme, mit Begriffen wie oben, unten, rechts, links, zwischen zu arbeiten. Die Bedeutung ist nicht verinnerlicht. Das zeitliche Vorstellungsvermögen ist nicht altersgemäß.

8. Schwierigkeiten beim Überschreiten des Zehners und/oder Hunderters.

Die Aufgabe 5 + 8 kann nur bewältigt werden, indem von der 5 mit Hilfe z.B. der Finger die 8 in einzelnen Schritten dazugezählt wird. Es ist die Ergänzung bis 10 und anschließend die Addition des Rests nicht verinnerlicht (5 + 5 + 3).

9. Der Umgang mit Geld wird vermieden.

10. Beim Kopfrechnen können Zwischenergebnisse nicht gespeichert werden.
Die Aufgabe 7 * 23 kann nicht gelöst werden, da das Zwischenergebnis 7 * 20 = 140 nicht im Gedächtnis bleibt.

11. Große Schwierigkeiten beim Erlernen des Einmaleins.
Trotz intensiven Übens besteht die Lösung der Aufgabe 5 * 7 darin, dass die 7er-Reihe in Gedanken, häufig auch unter Zuhilfenahme der Finger, aufgezählt wird. Dies bedeutet, das Einmaleins ist nicht verstanden, sondern mechanisch der Reihe nach auswendig gelernt worden.

12. Ziffern werden vertauscht.
Die Zahl „zweiundsechzig" (62) wird zwar richtig gesprochen, aber als 26 aufgeschrieben.

13. Das Übertragen von Gelerntem auf analoge Aufgaben gelingt nicht.
Die Aufgabe 12 + 6 wird problemlos gerechnet, aber dieses System auf die Aufgabe 32 + 6 zu übertragen, klappt nicht.

14. Sinnlose Ergebnisse werden nicht erkannt.
36 + 18 = 24

15. Das Zählen oder Rückwärtszählen gelingt nicht oder nur unter Zuhilfenahme der Finger."
(Dürre 2001, 2. Auflage, S. 25 – 27)

Es müssen nun aber nicht alle Merkmale zutreffen. Schon ein einzelnes kann ein Hinweis auf eine Rechenstörung sein. Eltern sollten den Mathematiklehrer ihres Kindes fragen, ob er anhand dieser Liste die Rechenfertigkeit ihres Kindes überprüfen könnte. Wichtig hierbei ist auch, herauszufinden, wo genau das Problem oder die Probleme des Kindes liegen. Dazu bedarf es einer genauen Fehleranalyse. Es genügt also nicht nur, herauszufinden, wo das Problem liegt, sondern genauso wichtig ist es auch zu erfahren, wie das Kind rechnet. Wo liegen die Fehler, welches System steckt hinter diesen Fehlern? Um dies herauszufinden, sollte der folgende Satz die absolute Grundvoraussetzung sein:

Das Ergebnis und die Erklärung des Kindes ist eine für das Kind richtige Antwort!

Dies bedeutet, Sie dürfen die Antwort des Kindes nicht kritisieren, sondern müssen sie voll und ganz akzeptieren. Der nächste Schritt ist nun, diese Antwort zu hinterfragen. *„Erkläre mir bitte, wie du auf dieses Ergebnis kommst."* Eltern müssen ihrem Kind die Sicherheit geben, dass sie nicht schimpfen, wenn das Ergebnis falsch ist. Ihr Kind muss sich angenommen fühlen, erst dann wird es bereit sein, zu erklären, wie es zu dem Ergebnis gekommen ist. Es gilt, diese Erklärung zu akzeptieren, auch wenn es noch so schwer fällt! Für das Kind ist sie schlüssig. Es darf jetzt dem Kind nicht erklärt werden, wie es rechnen muss, um das richtige Ergebnis zu erhalten. Dies führt eher dazu, dass es sich bestätigt fühlt, nicht rechnen zu können. Eltern aber wollen ja genau das Gegenteil erreichen. Sinnvoller ist es nun, gemeinsam mit Ihrem Kind das richtige Ergebnis zu erarbeiten. Dafür kann Anschauungsmaterial benutzt werden, wie z. B. die Rechenstäbe. In meinem Buch über Rechenschwäche habe ich genau aufgeführt, wie mit diesen Rechenstäben gearbeitet werden kann. Anhand eines detaillierten Trainingsprogramms wird der gesamte Zahlenraum bis 100 in allen vier Grundrechenarten erarbeitet. Dazu gibt es mittlerweile auch ein Videoband und eine DVD, auf denen diese Trainingseinheiten dargestellt werden.

Eltern sollten versuchen, über Fragen und Anschauungsmaterial ihr Kind zu dem richtigen Rechenweg zu führen und keine Antworten vorzugeben. Ihr Kind soll den richtigen Rechenweg erarbeiten. Nur wenn es selbst einsieht, dass das alte System nicht richtig ist, wird es bereit sein, mit einem anderen System zu arbeiten. Und das ist ja, was Eltern wollen. Ihr Kind soll den richtigen Rechenweg verinnerlichen.

Genauso wie Eltern zu Hause können auch die Lehrer in der Schule auf ein Kind eingehen. Wird ein falsches Ergebnis gesagt, sollte immer nach dem Rechenweg gefragt werden.

Wichtig ist, ob in der Schule oder zu Hause, dem Kind zu vermitteln, dass es ernst genommen wird und dass man ihm helfen will!

Im Folgenden möchte ich noch ein paar mögliche Rechenfehler aufzeigen und die Denkweise, die dahinter steckt, erklären. Damit will ich auch zeigen, wie wichtig es ist, sich erklären zu lassen, wie das Kind rechnet.

„7 + 5 = 11	7 + 5 = 12 und 12 – 1 = 11, d.h. der Übertrag von 1 wird wieder abgezogen.
21 + 3 = 23	Es wird bei der 21 angefangen zu zählen: 21, 22, 23
4 * 6 = 10	Das Malzeichen wird als Pluszeichen erkannt.
60 – 33 = 37	6 – 3 = 3, 0 – 3 = 7 also gibt es 37.
60 – 33 = 33	6 – 3 = 3, 0 – 3 geht nicht, deshalb wird 0 + 3 = 3 gerechnet, das gibt 33.
34 * 7 = 49	7 * 3 = 21 und 7 * 4 = 28; 21 + 28 = 49
47 + 23 = 610	4 + 2 = 6 und 7 + 3 = 10, das Ergebnis ist 610.
410 – 4 = 46(0)	Die 4 bleibt; 10 – 4 = 6, also 46 oder 460, da es ja vorher auch 3 Stellen waren.
12 – 6 = 14	12 – 2 = 10 und 10 + 4 = 14.
36054 : 6 = 69	36 : 6 = 6, die 0 zählt nichts, deshalb kann sie weggelassen werden; 54 : 6 = 9; das Ergebnis ist also 69.
27 + 35 = 26	Das Kind rechnet richtig und erhält das Ergebnis 62, schreibt aber 26, da es die erste gesprochene Ziffer auch als Erstes schreibt.

24 + 3 = 54	24 + 30 = 54, d.h. das Kind behandelt die 3 als Zehnerzahl. Das Stellenwertsystem ist nicht verstanden.

```
  234
+ 583
  718
```
Es wird von links nach rechts gerechnet.

```
  632
- 356
  324
```
Es wird jeweils von der größeren Zahl subtrahiert.

9 * 8 = 81   10 * 8 = 80 und 80 – 9 = 81"

(Dürre 2001, 2. Auflage S. 30 – 31)

Ursachen und Symptome von ADS

In den letzten Jahren hört man immer häufiger von Kindern, die sich nicht richtig konzentrieren können. Erzieher und Lehrer beschweren sich bei betroffenen Eltern, weil ihre Kinder nicht aufpassen, im Unterricht träumen oder stark verhaltensauffällig sind. Viele dieser Eltern, vor allem Mütter, kennen zwar diese starke Unkonzentriertheit ihrer Kinder, stehen dem aber meistens hilflos gegenüber. Immer wieder werden sie von Lehrern angerufen oder in die Schule bestellt, weil sich die Unaufmerksamkeit ihres Kindes überhaupt nicht bessert. Im Gegenteil. Die Tochter träumt noch häufiger und lässt sich von der kleinsten Kleinigkeit ablenken. Der Sohn wird noch verhaltensauffälliger, nimmt anderen Kinder das Mäppchen weg, läuft im Klassenzimmer herum, ärgert seine Mitschüler oder wird aggressiv.

Viele Eltern wissen nicht mehr, was sie mit ihrem Kind noch machen sollen. Von der Schule oder dem Kindergarten bekommen sie wenig Unterstützung, da viele Erzieher bzw. Lehrer auch nicht wissen, wie sie damit umgehen sollen. Häufig werden diese verhaltensauffälligen

Kinder aus dem Klassenzimmer verwiesen oder bekommen Strafarbeiten auf wie hundertmal zu schreiben: „Ich muss auf meinem Platz sitzen bleiben!" oder „Ich darf meinem Mitschüler nichts wegnehmen!" Das sind Strafarbeiten, die vom pädagogischen Standpunkt her sehr fragwürdig sind. Manche dieser sehr verhaltensauffälligen und aggressiven Kinder werden sogar von der Schule verwiesen, weil sie für den Unterricht „nicht tragbar" sind. Einige müssen gegebenenfalls mehrfach die Schule wechseln, bis sie endlich eine finden, die sich ihrer Problematik stellt und versucht zu helfen.

Aber auch die familiäre Situation kann davon beeinträchtigt werden. Viele dieser betroffenen Mütter leiden darunter, dass ihr Kind so extrem verhaltensauffällig ist. Wenn morgens das Telefon klingelt, haben sie Angst, es könnte wieder die Schule oder der Kindergarten sein. In einigen Familien führt dies zu starken Spannungen zwischen den Ehepartnern. Vielmals werfen die Männer ihren Frauen vor, sie könnten ihre Kinder nicht richtig erziehen. Dies bewirkt häufig bei diesen Frauen Schuldgefühle, denn sowohl Schule/Kindergarten, als auch ihre Partner werfen ihnen Unfähigkeit vor. Sie seien also nicht in der Lage, das Kind so zu erziehen, dass dieses nicht so aggressiv ist bzw. sich nicht mehr von der kleinsten Mücke an der Wand ablenken lässt. Manche dieser Mütter sind mittlerweile in psychologischer Behandlung, weil sie diesem Stress nicht mehr gewachsen sind.

Die Kinder selbst müssen verschiedene Therapien durchlaufen. Mit Ergotherapie oder Krankengymnastik – verschrieben vom Hausarzt – versuchen Eltern, ihr Kind dazu zu bringen, ruhiger zu werden. Dies bleibt in der Regel ohne Erfolg. Wenn Eltern dann das Glück haben, auf jemanden zu stoßen, der ihre Situation und die ihres Kindes versteht, fallen häufig die Abkürzungen „ADS" (Aufmerksamkeitsdefizitsyndrom), „HKS" (Hyperkinetisches Syndrom), „MCD" (Minimale Cerebrale Dysfunktion), „ADD/ADHD (Attention-Deficit-Disorder oder Attention-Deficit-Hyperactivity-Disorder) oder „POS" (Psychoorganisches Syndrom).

Bei uns in Deutschland hat sich die Abkürzung „ADS" durchgesetzt. Kommt noch eine starke Aggressivität hinzu, spricht man von dem Aufmerksamkeitsdefizit-Syndrom mit Hyperaktivität (ADHS). Wir beobachten bei ADS zwei typische Formen: ADS ohne Hyperaktivität und ADS mit Hyperaktivität. Es gibt Personen, die sich nur sehr schlecht konzentrieren können, die sehr leicht ablenkbar und unorganisiert sind – man spricht hier vom Träumern. Dann gibt es auch Personen, bei denen zu diesen Faktoren noch eine sehr starke Impulsivität und Aggressivität dazukommt. Daneben gibt es allerdings auch Personen, die überwiegend hyperaktiv, aber nicht unaufmerksam sind. ADS ist mit größter Wahrscheinlichkeit „eine genetisch bedingte gestörte Reizweiterleitung im Gehirn, an der bestimmte biochemische Prozesse beteiligt sind" (Reimann – Höhn S. 31). Als Ursachen werden z. B. Umwelteinflüsse, Vergiftungsfolgen, Reizüberflutung und Übererregung sowie Aktivierungsmangel verschiedener Hirnregionen (Reimann-Höhn S. 32) angenommen. Auffallend ist, dass erheblich mehr Jungen als Mädchen ADHS bescheinigt wird, während der Anteil der Mädchen bei den so genannten Träumern höher liegen dürfte als der der Jungs. Im Erwachsenenalter ist das Verhältnis bei ADHS fast 1 : 1. Ca. 5 – 12 % der Weltbevölkerung leider unter ADS (Reimann-Höhn S. 32).

Leidet ein Kind unter ADS, so hat es die größten Schwierigkeiten, alle Reize, die auf es einstürmen, zu sortieren. Es ist kaum in der Lage, diese Reize zu filtern und sie in für es wichtige und unwichtige Reize zu unterscheiden. Man stelle sich einmal vor, man sei auf einer Party mit sehr vielen Personen und es ist sehr laut. Während man mit seinem Glas mitten in diesem lauten Raum steht, sprechen 15 Personen gleichzeitig mit einem. Während diese 15 Personen gleichzeitig auf einen einreden, soll man herausfiltern, welches Thema für einen am interessantesten oder sogar am wichtigsten ist. Eine schier unlösbare Aufgabe, die Sie wahrscheinlich auch sehr aggressiv machen wird. So ungefähr kommen sich ADS-Kinder vor. Sie nehmen alle Reize, die auf sie einstürmen, sehr genau auf, aber absolut ungefiltert. So können absolut nebensächliche Geräusche, farbliche Eindrücke sofort die Aufmerksamkeit eines ADS-Kindes erwecken, da dieses Kind nicht in der Lage ist, Wichtiges von Unwichtigem zu trennen. Es kann nicht selektieren.

Sind die Reize aber zu schwach, sucht es sich selber Reize, die es stimuliert. Während dies bei den Träumern der Blick aus dem Fenster sein kann – natürlich genau in der Zeit, in der der Lehrer einen neuen

Lerninhalt erklärt –, kann dies bei einem hyperaktiven Kind das Herumlaufen im Klassenzimmer, das Wegnehmen des Füllers vom Nachbarn oder ein aggressives Verhalten sein. Häufig hört man Aussagen wie „Dieses Kind hat nie und nimmer ADS. Wenn es mit Legosteinen spielt, ist es total konzentriert. Und ADS-Kinder können nicht lange an einer Sache bleiben!" Diese teilweise bei vielen Lehrern, Eltern und auch Ärzten vorherrschende Meinung ist jedoch falsch. ADS-Kinder sind sehr wohl in der Lage, sich in bestimmten Situationen konzentriert zu verhalten.

ADS tritt nicht erst im Kindergarten- oder Schulalter auf. Es ist eigentlich schon seit Geburt vorhanden. ADS-Kinder schlafen schlecht, beschäftigen die Eltern auch als Baby sehr stark und lernen in der Regel schon häufig mit neun bis zwölf Monaten laufen. Die gängige Meinung, ADS wird mit der Pubertät aufhören, trifft nicht zu. Denn dies würde bedeuten, es gäbe keine Erwachsene die ADS hätten. Aber das Gegenteil ist der Fall. Viele Eltern betroffener Kinder leiden auch unter ADS, was aber einigen überhaupt nicht bewusst ist. Wenn man aber Aussagen wie „Ich war früher auch ein schwieriges Kind" oder „Eigentlich kann ich mein Kind gut verstehen" hört, stellt man fest, dass in vielen Familien mit ADS-Kindern auch Vater, Mutter, Onkel oder Tante darunter gelitten haben und noch immer leiden. Man geht davon aus, dass ca. 80 % der nahen Verwandten von ADS-Kindern auch betroffen sind.

Uta Reimann-Höhn führt in ihren Büchern zum einen Kernsymptome von ADS und zum anderen Kriterien auf, die auf ADS mit und ohne Hyperaktivität hinweisen.

Folgende Punkte bezeichnet Reimann-Höhn als „Kernsymptome von ADS (...):

„• Impulsivität
  – unüberlegtes Handeln, ohne sich über die Konsequenzen Gedanken zu machen
  – Gefühle, ob positiv oder negativ, werden direkt ausgelebt
  – aufschieben von Bedürfnissen oder Abwarten ist sehr schwer
• Mangelnde Verhalteskontrolle
  – Regeln einzuhalten fällt sehr schwer

- der eigene Wille steht im Vordergrund und muss durchgesetzt werden
- endlose Diskussionen
- schätzt sich selbst und andere falsch ein
- Freundschaften mit Gleichaltrigen sind selten möglich, viele Konflikte
• Stimmungsschwankungen
  - Stimmungen wechseln sehr schnell von tieftraurig bis zu überschäumender Freude
  - bezieht schnell alles auf sich selbst
  - mangelndes Selbstwertgefühl
• Hyperaktiv oder/und verträumt
  - voll innerer und äußerer Unruhe
  - für die Außenwelt schwer erreichbar, lebt in eigener Traumwelt
  - vergisst Aufträge oder überhört Aufforderungen
• Rasches Wechseln von Beschäftigungen
  - zerstreutes oder chaotisches Verhalten
  - zielloses Handeln
  - beim Aufräumen oder Planen von Abläufen fehlt die Struktur
  - vergisst die Aufgaben und Ereignisse des Alltags, aber sehr gutes Gedächtnis für Vergangenes

Als differentialdiagnostische Kriterien findet man:
• eine deutliche seelische Unreife von ungefähr 30 % Entwicklungsrückstand
• eine schlechter werdende Schrift beim schnellen Schreiben aufgrund feinmotorischer Entwicklungsverzögerungen
• schnelles psychisches Ermüden
• extremer Gerechtigkeitssinn
• spontane Hilfsbereitschaft
• heftige Reaktionen bei Veränderungen
• Hypersensibilität
• die Unfähigkeit zur reellen Selbst- und Eigenleistungseinschätzung
• starke Beeinflussbarkeit"
(Reimann-Höhn 2001 S. 20f)

Als Kriterien führt sie die nachstehende Punkte auf:

- „Das Kind beachtet häufig Einzelheiten nicht oder macht Flüchtig-keitsfehler bei den Schularbeiten, bei der Arbeit oder bei anderen Tätigkeiten
- Das Kind hat oft Schwierigkeiten, längere Zeit die Aufmerksamkeit bei Aufgaben oder beim Spielen aufrechtzuerhalten.
- Das Kind scheint häufig nicht zuzuhören, wenn andere ihn/sie an-sprechen.
- Das Kind führt häufig Anweisungen anderer nicht vollständig durch und kann Schularbeiten, andere Arbeiten oder Pflichten am Ar-beitsplatz nicht zu Ende bringen (nicht aufgrund oppositionellem Verhaltens oder Verständigungsschwierigkeiten).
- Das Kind hat häufig Schwierigkeiten, Aufgaben und Aktivitäten zu organisieren.
- Das Kind vermeidet häufig oder hat eine Abneigung gegen oder be-schäftigt sich häufig nur widerwillig mit Aufgaben, die länger dauern-de geistige Anstrengungen erfordern (wie Mitarbeit im Unterricht oder Hausaufgaben).
- Das Kind verliert häufig Gegenstände, die für Aufgaben oder Akti-vitäten benötigt werden (z. B. Spielsachen, Hausaufgabenhefte, Stif-te, Bücher, Werkzeug).
- Das Kind lässt sich durch äußere Reize leicht ablenken.
- Das Kind ist bei Alltagssituationen häufig vergesslich."

(Reimann-Höhn, 2002, S.16)

Mindestens sechs dieser Kriterien müssen erfüllt und schon vor dem siebten Lebensjahr aufgetreten sein. Außerdem müssen sie „sich in mindestens zwei Lebensbereichen (z. B. Schule und Zuhause) zeigen" (Reimann-Höhn, 2002, S. 15f). Angststörungen oder psychotische Störungen müssen dabei aber ausgeschlossen werden.

Liegt aufgrund der oben angeführten Kernsymptome bzw. Kriterien der Verdacht nahe, dass das Kind ADS hat, sollte es von einem ADS-Spezialisten untersucht werden.

Leider ist es zur Zeit noch so, dass Eltern selber auf die Suche nach einem Spezialisten gehen müssen. Mittlerweile gibt es aber diesbezüglich schon viele Selbsthilfegruppen, deren Adresse man entweder über die Tageszeitung oder auch per Internet finden kann.

Häufig gehen betroffene Eltern zum Haus- oder Kinderarzt, der dann ohne intensive Untersuchung das Medikament „Ritalin" oder „Medikinet" verschreibt, gerade so, als würde er ein Mittel gegen Husten verschreiben. Ich halte diese Praxis für sehr fragwürdig. Bevor ein Medikament gegen ADS verschrieben wird, sollte eine genaue und intensive Abklärung stattfinden. Die Eltern sollten auf Nebenwirkungen hingewiesen werden und für sich die Vor- und Nachteile einer medikamentösen Behandlung von ADS abwägen. Außerdem sollte das Kind in die Entscheidung mit einbezogen werden, denn bei einer Verabreichung von Ritalin oder Medikinet ist es sinnvoll, wenn dieses Medikament auch während der Schulzeit eingenommen wird. Es muss dem Kind auch bewusst gemacht werden, dass es dieses Medikament nicht erhält, damit es brav und lieb ist. Wichtig für Eltern ist, dass Sie ihr Kind genau beobachten, wie es mit dem Medikament klar kommt. Viele Kinder merken plötzlich, dass sie in der Schule besser mitkommen, dass die Schrift besser wird und dass nicht mehr so viel mit ihnen geschimpft wird.

Sollte das Kind ein Medikament gegen ADS auch in der Schule einnehmen müssen, halte ich es für sehr sinnvoll, die Schule darüber zu informieren, damit es von der Schule her positiv unterstützt wird. Leider ist es heute noch so, dass einige Lehrer dieser medikamentösen Behandlung sehr negativ gegenüberstehen und deswegen teilweise für das Kind verletzende Bemerkungen machen. Auch von daher halte ich es für absolut notwendig, ADS durch einen Spezialisten abklären zu lassen. Das Oberschulamt Stuttgart hat in einem Runderlass vom 18.01.95 die Schulen dazu aufgefordert, mit diesem Thema sensibler umzugehen. Es weist daraufhin, dass die Schulen mit den Eltern betroffener Kinder kooperieren sollen und dass ein Verweisen von der Schule die Probleme nicht löst, sondern nur verlagert.

Viele Eltern, deren Kind Ritalin oder Medikinet nimmt, berichten, dass sich die Noten in der Schule verbessert haben und dass sich die familiäre Situation erheblich entspannt hat.

Bis heute hat noch keine Untersuchung nachgewiesen, dass Ritalin süchtig macht. Gelegentlich treten Appetitlosigkeit, Magenschmerzen, Schlaflosigkeit oder Kopfschmerzen auf. Von daher sollten Eltern auch weiterhin den Kontakt zu dem Arzt oder Psychologen, der das Medikament verschrieben hat, aufrechterhalten.

Es ist von großer Wichtigkeit, dass in regelmäßigen Abständen die Dosierung des verschriebenen Medikaments neu überprüft wird, um eventuell eine Neueinstellung des Medikaments vornehmen zu können. Diese Neueinstellung kann entweder eine Reduzierung oder auch eine Erhöhung der täglichen Dosis zur Folge haben.

Die Wirkung von Ritalin setzt in der Regel nach 20 – 30 Minuten ein. „Es zeigt die Spitze seiner Wirkungsdauer auf der Verhaltensebene zwischen einer und drei Stunden, die Wirkung hört nach etwa vier bis sechs Stunden wieder auf" (Neuhaus S. 194). Sollte dem Kind z. B. Ritalin verschrieben werden, sollte unbedingt darauf geachtet werden, dass auch gleichzeitig mit dem Kind „gearbeitet" wird. Es muss mit seiner Situation umgehen können, es muss lernen, damit zu leben. Das Kind muss es schaffen, seinen Alltag zu organisieren und seine Pflichten zu erledigen.

Ritalin bzw. Medikinet sind sehr umstritten. Einige Kinder reagieren überhaupt nicht auf diese Medikation. Hinzu kommt noch, dass man als Eltern hinter einer Behandlung mit Medikamenten stehen muss. Und gerade dies ist für viele Eltern nicht möglich. Sie lehnen den Einsatz von Medikamenten, gerade in Bezug auf Kinder, aus ebenfalls verständlichen Gründen ab. Ritalin und Medikinet haben erwiesenermaßen Nebenwirkungen, und es stellt sich die Frage, was diese Nebenwirkungen auf Dauer bei Kindern für Schäden verursachen können. Weiterhin ist nicht geklärt, inwieweit eine Behandlung von ADS bzw. ADHS mit Medikamenten Kinder psychisch abhängig machen kann. Bekommen Kinder dadurch den Eindruck vermittelt, mit Medikamenten lassen sich alle Probleme lösen? Dies darf auf keinen Fall passieren! Viele Psychologen, Psychotherapeuten, Kinder- und Jugendpsychologen bieten Therapien für ADS-Kinder, mit und ohne Hyperaktivität, an, ohne dass gleichzeitig eine medikamentöse Behandlung stattfindet. Eltern sollten sich deshalb erkundigen, ob in ihrer Nähe solche Therapien angeboten werden.

Auch eine Umstellung der Ernährung kann zu einer Verbesserung bei ADS/ADHS-Kindern führen. So weiß man, dass Allergien, hervorgerufen durch Nahrungsmittel, oder eine Unverträglichkeit von Nahrungsmitteln Auslöser sein können. Auf jeden Fall sollte dies mit in Erwägung gezogen und gegebenenfalls überprüft werden. „Grundsätzlich kommen dabei eine Auslassdiät (gezielte Reduktion des Speiseplans auf ganz wenige Nahrungsmittel und stufenweißer Abbau) und eine Rotations-Diät (ein und das gleiche Nahrungsmittel/Getränk darf nur alle vier Tage einmal in der Nahrung auftauchen) infrage" (Rosenkötter, 1998, S. 75). Hierbei ist nicht nur wichtig zu erfahren, ob sich die Symptome durch solch eine Diät verringern. Es sollte auch auf jeden Fall überprüft werden, ob diese Symptome bei einer Wiederaufnahme der ausgeschlossenen Nahrungsmittel wieder einsetzen.

Aber auch betroffene Eltern müssen lernen, mit dieser Problematik umzugehen, sie müssen lernen, teilweise enge Grenzen zu setzen. Hierfür bietet sich eine Verhaltenstherapie an.

Zur Zeit ist in Deutschland „Triple P" als Elterntraining ganz stark im Kommen. Es ist ein Trainingsprogramm, in dem mit den Eltern Möglichkeiten erarbeitet werden, wie man in schwierigen Situationen so reagieren kann, dass das Kind lernt, sich in Zukunft angemessener zu verhalten. Mit Triple P werden die Eltern angeleitet, eine positive Beziehung zu ihrem Kind aufzubauen und angemessen auf schwerwiegendes und problematisches Verhalten ihres Kindes zu reagieren. „Neben der fachlichen Hilfe können Eltern aber auch selber viel dazu beitragen, sich und ihrem Kind zu helfen. Mit sinnvollen Strukturierungen, effektiven Plänen, entspannenden Übungen und mit viel Liebe und gegenseitigem Verständnis ist es möglich, das Verhalten von ADS-Kindern positiv zu lenken und langfristig zu verändern" (Reimann-Höhn S. 15). Ob es in der Nähe einen Triple-P-Trainer gibt, kann man über das Internet unter *www.triplep.de* erfahren.

Ob Eltern ihrem Kind ein Medikament gegen ADS geben oder nicht, sollten sie sich genau überlegen. In diese Überlegungen sollte auch das Kind mit einbezogen werden. Kindern unter fünf Jahren sollte keine Medikament gegen ADS verabreicht werden. Hier hat sich laut Cordula Neuhaus „ein Amphetaminsulfatpräparat in Saftform bewährt"

(Neuhaus S. 196), denn auch schon kleine Kinder können ADHS in massiver Form haben, was sich wiederum sehr belastend auf die Familie auswirken kann.

Ritalin oder Medikinet sind aber keine Allheilmittel. Etwa 10 – 30 % der Kinder mit ADHS reagieren nicht darauf. Im Gegenteil, sie werden noch unruhiger und unkonzentrierter. Früher hieß es, wenn Ritalin nichts bewirkt, dann hat das Kind auch kein ADS. Diese Theorie ist überholt. In solch einem Fall sollte verstärkt eine psychotherapeutische Verhaltenstherapie in Erwägung gezogen werden.

Aber nicht alle Kinder, die unkonzentriert oder verhaltensauffällig sind, haben ADS. Man tut diesen Kindern nichts Gutes, wenn man ihnen ein Medikament verschreibt. Leider geschieht dies zur Zeit sehr oft, denn mit dem Verschreiben ist man sehr großzügig. Einige Eltern gehen sofort auf die Schiene „ADS", nur weil ihr Kind in der Schule nicht aufpasst oder ein aggressives Verhalten zeigt. Es gibt auch andere Gründe, die solch ein Verhalten hervorrufen können, es muss nicht ADS sein. So können das soziale und familiäre Umfeld des Kindes, Schwierigkeiten in der Schule mit Klassenkameraden, Noten, Lehrer oder Schwierigkeiten in einem bestimmten Fach (Legasthenie, Dyskalkulie) Auslöser für aggressives Verhalten und Unkonzentriertheit sein. Aber es ist sehr einfach – genauso wie bei Legasthenie und Dyskalkulie – das Kind sofort in eine bestimmte Ecke zu schieben um damit kund tun zu können, dass das Kind nichts dafür kann, es ist ja „krank". Dies ist eine zu einfache Lösung des Problems. ADS mit und ohne Hyperaktivität liegt nur dann vor, wenn es durch einen Spezialisten sauber abgeklärt wurde.

Förderung ist möglich

Es ist leider auch heute noch so, dass sich die Auswirkungen von Wahrnehmung auf Schule, Lernen oder Spielen noch nicht im Gedächtnis von vielen Eltern, Pädagogen und Ärzten festgesetzt hat. Es wird von unkonzentrierten, leicht ablenkbaren oder unmotivierten Kindern gesprochen. Dies sind in der Regel auch die Gründe für einen Arzt, Ergotherapie zu verschreiben. Es stellt sich dabei kaum die Frage, ob diese Probleme eine Folge von Wahrnehmungsdefiziten sein könnten. In der Ergotherapie wird neben Motorik, Gestaltung und anderem auch der Wahrnehmungsbereich verstärkt angesprochen, ohne dass vielen Eltern und wahrscheinlich auch Ärzten dies so richtig bewusst ist. Erhält ein Kind Ergotherapie, ist es in der Regel so, dass dieses Kind schon in irgendeiner Weise auffällig geworden ist.

Bei vielen Kindern stellt sich nach einer gewissen Zeit dann auch eine innere Ruhe ein. Das Kind arbeitet nun etwas konzentrierter und lässt sich vielleicht auch nicht mehr so oft ablenken.

Sinnvoller scheint es, mit der Förderung der verschiedenen Wahrnehmungsbereiche nicht erst zu beginnen, wenn sich die Defizite schon negativ auf das Leben des Kindes ausgewirkt haben. Besser ist es, so früh wie möglich mit einer Förderung zu beginnen, damit die Wahrscheinlichkeit geringer wird, dass sich Defizite bilden.

Anfangen kann man damit schon während der Schwangerschaft. Musik, insbesondere beruhigende oder klassische Musik, Streicheln des Bauches oder auch Sprechen mit dem Ungeborenen sind Elemente, die sich positiv auf das ungeborene Kind auswirken.

Ist das Kind geboren, besteht nun für alle in der Familie verstärkte die Möglichkeit, sich mit dem neuen Familienmitglied zu beschäftigen. Hier sind nun das Sprechen mit dem Kind, das Streicheln, Schmusen, Tragen, das Berühren, Singen, das Rumtollen auf dem Boden oder im

Bett oder die tägliche Ausfahrt mit dem Kinderwagen wichtige Elemente für die optische, akustische und auch räumliche Wahrnehmung. Ebenso werden dadurch auch die anderen Sinne – Geschmacksinn, Tastsinn, Geruchssinn – angesprochen. Je intensiver mit dem Kind gespielt wird, desto stärker werden die einzelnen Wahrnehmungsbereiche gefördert.

In vielen Büchern werden nach einer theoretischen Abhandlung viele Übungen zur Förderung einzelner Wahrnehmungsbereiche oder der Wahrnehmung allgemein aufgeführt. So z. B. in dem Buch von Norina Lauer, von Helmut Bruer/Maria Weuffen und auch von Astrid Kopp-Duller/Livia Duller (siehe Literaturliste). Das Spielematerial ist jeweils sehr umfangreich und auch gut beschrieben. Das Autorenpaar Kopp-Duller/Duller hat dazu noch sehr viele gute Arbeitsblätter abgedruckt.

Dies sind aber in der Regel alles Spiele, die häufig nur in einer Eins-zu-Eins-Beziehung mit dem Kind gespielt werden können. Die anderen Familienmitglieder bleiben hierbei außen vor. Nun weiß man aber, dass Kinder viel besser lernen, wenn ihnen der Lernweg auch Spaß macht. Bei den rein pädagogischen Förderspielen besteht die Gefahr, dass es für das Kind kein Spielen mehr ist, sondern ein Training. Dies könnte sich negativ auf die Spiellust des Kindes auswirken. Es ist natürlich unbestritten, dass diese Art von Förderspielen für ein Kind mit Defiziten in einzelnen Wahrnehmungsbereichen äußerst sinnvoll und auch notwendig sind.

Trotzdem ist es für uns ganz wichtig, Kinder von Geburt an, im Kindergarten- und auch Vorschulalter, während der Grundschule und auch darüber hinaus so zu fördern, dass die einzelnen Wahrnehmungsbereiche spielerisch angesprochen werden. Dazu bietet sich die Familie als Forum an. In vielen Familien sind Gesellschaftsspiele, Würfelspiele, Brettspiele, Legespiele, Spiele zu Bauen und viele andere zu Genüge vorhanden. Sehr viele von diesen Spielen fördern die Wahrnehmung, wenn auch nicht so intensiv wie die speziell dazu entwickelten Förderspiele. Aber in der Regel machen diese „normalen" Spiele mehr Spaß und sie können auch häufig von allen aus der Familie mitgespielt werden. Oft überlegt man sich, was kann ich einem Kind schenken? Wie wäre es mit einem Spiel, das es auch mit Gleichaltrigen oder mit der Familie spielen kann? Ein Spiel, das Spaß macht und immer wieder mal hervorholt werden kann, selbst nach einigen Jahren.

Aber nicht nur diese Art von Spielen unterstützen den Wahrnehmungsbereich. Genauso sind Spiele im Freien, z. B. bei einem Geburtstag, als unbewusste Förderung sehr zu empfehlen. Sonntagsspaziergänge mit der Familie, bei denen mit den Kindern verschiedene Beobachtungen „besprochen" werden, sind für die Entwicklung unserer Kinder viel wichtiger, als noch eine Fernsehsendung mehr zu sehen.

Je mehr Eltern mit ihren Kindern als Mutter, als Vater oder als gesamte Familie unternehmen, je mehr kommt es ihren Kindern zu Gute.

Zusammenfassung

Um Lesen, Schreiben und Rechnen zu erlernen, müssen Kinder in der Lage sein, die unterschiedlichen Buchstaben bzw. Zahlen mit den Augen zu erkennen, mit den Ohren zu hören, ihre Bedeutung zu erfassen und diese Buchstaben oder Zahlen korrekt wiederzugeben. Dazu bedarf es einer intakten Wahrnehmung, sowohl im akustischen als auch im optischen Bereich. Das Kind muss den Unterschied zwischen *d* und *t*, *b* und *p*, *m* und *n* hören und auch optisch erfassen können. Dazu ist wiederum die räumliche Wahrnehmung sehr wichtig. Es muss lernen, dass bei einem *d* der Bauch links vom Strich liegt und bei einem *b* rechts. Es muss ebenso wissen, dass das Symbol mit dem Strich rechts vom Bauch als *de* und mit dem Strich links vom Bauch als *be* gesprochen wird. Diese kleinen Unterscheidungen muss es erkennen, abspeichern und exakt wiedergeben können. Und dies sowohl in schriftlicher als auch in gesprochener Form. Dasselbe gilt in gleicher Weise auch für Zahlen.

Wahrnehmung einerseits als auch Spracherwerb und Rechnen mit Zahlen andererseits gehören untrennbar zusammen.

Und diese Wahrnehmung kann von Eltern zu Hause gefördert werden.

Teil II

Spielen – mit allen Sinnen – ist wichtig

Nachdem wir im ersten Teil des Buches aufgezeigt haben, wie wichtig die Wahrnehmung für Lesen, Schreiben und Rechnen und wie wichtig eine Förderung der Wahrnehmungsbereiche schon von klein auf ist, möchten wir nun im zweiten Teil verschiedene Spiele vorstellen, mit denen Eltern spielerisch ihrem Kind oder ihren Kindern helfen können, die einzelnen Wahrnehmungsbereiche aufzubauen bzw. zu unterstützen. Das Miteinander-Spielen ist in den letzten Jahren in vielen Familien immer mehr zurückgedrängt worden. Fernsehen, Computer, Play-Station, SMS haben eine Vormachtstellung in den Familien erhalten. Kinder und Jugendliche mit eigenem Fernseher, Handy und Computer inklusive Internetanschluss sind heute keine Seltenheit mehr. Es wird sich in einigen Familien eher um das Fernsehprogramm, Video- oder Computerspiel gestritten – sofern nur ein Fernseher bzw. ein Computer vorhanden ist – als um die Frage, welches Spiel man gemeinsam spielen könnte. Hier haben Eltern eine Vorbildfunktion. Ich kann nicht von einem Kind erwarten, dass es mit Legosteinen baut oder mit seinen Geschwistern Sagaland spielt, wenn ich als Elterteil keine Lust dazu habe und lieber fernsehe. Sehr oft liegt es an uns Eltern, Kinder zum Spielen zu bringen. So besteht häufig die Möglichkeit, nach dem Abendessen noch gemeinsam ein Spiel zu machen. Die Initiative muss meistens von den Eltern ausgehen. Natürlich möchten viele Kinder im ersten Moment lieber Fernsehen, als ein Memory zu spielen. Eltern sollten es ihren Kindern anbieten, in dem sie mitspielen. Die meisten werden gerne auf das Fernsehen verzichten und lieber mit ihnen spielen. Dies setzt natürlich voraus, dass auch die Eltern Lust dazu haben.

Nun haben wir Erwachsene häufig die Angewohnheit, unseren Kindern bewusst zu machen, dass wir einen anstrengenden Tag hatten und momentan ziemlich abgespannt seien. Unsere Kinder nehmen dies in der Regel traurig zur Kenntnis und ziehen sich ebenfalls vor den Fernseher oder Computer zurück. Manchmal sollten Eltern über ihren Schatten springen und mit ihren Kindern noch ein Spiel wagen. In der Regel werden sie feststellen, dass das Spielen eigentlich auch ihnen Spaß gemacht hat. Sie werden bemerken, dass sich ihre Kinder in das Spiel sehr stark reinversetzt haben und dass sehr viel gemeinsam gelacht und gesprochen wurde. Dies führt zu einer entspannten familiären Atmosphäre. Die jüngeren Kinder werden nun eher bereit sein, ins Bett zu gehen, und die älteren werden wegen des nun anzusehenden Fernsehprogramms nicht mehr so stark diskutieren.

Natürlich gibt es auch Situationen, da bewirkt das Spielen genau das Gegenteil von dem, was gerade beschrieben wurden. Ist es immer dasselbe Kind, das nicht verlieren kann, das die Spielsteine auf den Boden wirft und so für eine gespannte Atmosphäre sorgt, sollte überlegt werden, was die Gründe dafür sein könnten. Eltern müssen versuchen, mit ihrem Kind darüber zu sprechen. Aber nicht in der Situation selbst, sondern in einem günstigen Moment . Vielleicht bietet es sich auch an, einen Triple P-Kurs oder etwas Vergleichbares zu belegen, falls sich dieses Verhalten auch in anderen Situationen zeigt. Eventuell ist dazu auch abzuklären, inwieweit ADHS eine Rolle spielt.

Kommt dieses Verhalten beim Spielen nur ganz selten vor, sollte man mit dem Kind darüber sprechen, wenn der Wutanfall vorüber und das Kind wieder aufnahmebereit ist. Diese Wutausbrüche dürften normalerweise die Ausnahme beim Spielen sein. Kinder haben Lust, mit Eltern und Geschwistern und auch mit Gleichaltrigen Spiele zu spielen. Dies sollte ausgenutzt und die Kinder zum Spielen animiert werden. Eltern müssen ein gutes Vorbild sein, indem sie mitspielen.

Wie gesagt, viele der Spiele, die zu Hause im Schrank liegen, fördern den Wahrnehmungsbereich der Kinder.

Wahrnehmungsbereiche und ihre Symbole

Wir haben jedes unserer aufgeführten Spiele dahingehend untersucht, inwieweit die verschiedenen Wahrnehmungsbereiche, die Feinmotorik und die Serialität angesprochen werden. Anschließend befindet sich eine Auflistung der Symbole, so wie diese bei den einzelnen Spiele wiederzufinden sind. Außerdem werden noch einmal die einzelnen Wahrnehmungsbereiche, sowie die Feinmotorik und die Serialität erklärt. Danach haben wir aufgeführt, wie die Beschreibung eines jeden Spieles aufgebaut ist.

Symbole:

 Optik

 Akustik

 Raumwahrnehmung

 Feinmotorik

I Intermodalität

S Serialität

OPTIK

Optische Figur-Grund-Differenzierung

Dazu gehört das Herausfiltern einer wichtigen Information aus einer Fülle von optischen Reizen oder Gegenständen, d.h. es besteht zum Beispiel ein großes Angebot möglicher Lösungen, aus denen die richtige herausgesucht werden muss.

Es ist außerdem wichtig, Figuren, Symbole oder Gegenstände auf einem Hintergrund zu erkennen oder herauszufiltern.

Auch die Farb- und Formunterscheidung oder das Abzeichnen von Mustern fallen in diesen Bereich.

Optische Differenzierung

Dinge, die sich in ihrer Optik sehr ähneln, sollen als ungleich erkannt werden. Es geht also um die Unterscheidung von ähnlich aussehenden Zeichen, Buchstaben, Figuren, Symbolen, Farben, Formen usw.

Optisches Gedächtnis

Optische Informationen und Merkmale werden gespeichert, so dass sie jederzeit wieder angewandt werden können. Hierzu gehört das Merken von Gegenständen, Formen, Farben, Mustern, Bildern und Symbolen, also auch das Zeichnen eines Musters aus dem Gedächtnis, die Beschreibung eines gesehenen Bildes oder die Nachahmung von etwas Gezeigtem.

AKUSTIK

Akustische Figur-Grund-Differenzierung

Aus etwas Gehörtem soll das Wesentliche herausgehört und erfasst werden, z.B. eine wichtige Information aus einer Fülle von Geräuschen, Tönen oder Wörtern.

In diesen Bereich fällt auch das Herausfiltern einer wichtigen Information aus etwas Gehörtem, wie einer Geschichte oder einer Melodie.

Akustische Differenzierung

Hier geht es um die Unterscheidung von ähnlich klingenden Lauten, Wörtern, Zahlen oder Geräuschen. Auch wenn sich bestimmte akustische Geräusche, wie Wörter oder Töne, sehr ähneln, sollten diese als ungleich erkannt werden.

Akustisches Gedächtnis

Gehörtes soll aufgenommen, gemerkt und korrekt wiedergegeben werden. So sollten z. B. Wörter richtig nachgesprochen, Töne richtig nachgespielt oder Geräusche wiedererkannt werden.

Auch die Fähigkeit, gehörte Geschichten wiedergeben zu können oder mündlich gestellte Aufgaben richtig zu verstehen, gehört in den Bereich des akustischen Gedächtnisses.

Raumwahrnehmung

Die Raumwahrnehmung umfasst alles, was sich mit der räumlichen Orientierung beschäftigt.

Das heißt: das Einschätzen der Position im Raum, das Zurechtfinden in einer unbekannten Umgebung, das Merken und Wiedererkennen eines Weges, das Schätzen von räumlichen Distanzen, Größen und Einheiten, das Bauen nach Vorlage, Nachahmen von rhythmischen Bewegungen, das Beachten einer vorgegeben räumlichen Anordnung und vieles mehr.

Körperschema

Das Körperschema ist ebenfalls ein Bereich der Raumwahrnehmung, bei dem es darum geht, rechts-links, oben-unten und hinten-vorne zu unterscheiden.

Intermodalität

Mit Intermodalität bezeichnet man die Fähigkeit, zwischen verschiedenen Wahrnehmungsbereichen zu wechseln und Verbindungen bei Leistungen in mehreren Bereichen herzustellen. Ein Beispiel wäre, dass sowohl Optik als auch Akustik angesprochen werden, so dass einem Laut ein Bild zugeordnet werden muss, oder eine Bewegung, die auf einer optischen Vorlage beruht.

Serialität

Unter die Serialität fallen vor allem die Nachahmung und Reproduktion in der richtigen Reihenfolge und das Verstehen des Ursache-Wirkungs-Prinzips, so dass ein Handlungsablauf nachvollzogen und wiedergegeben werden kann.

Wichtig sind also das Nachahmen von Bewegungen oder Handlungen, das Nachvollziehen und Bilden einer Reihe, die sinnvolle Durchführung von mehreren Tätigkeiten, die aufeinander aufbauen, das Erzählen von Geschichten, logisches Denken und Zählen.

Feinmotorik

Als Motorik bezeichnet man die gesamten Bewegungsabläufe, die ein Mensch ausführt.

Dazu gehören natürlich auch die Kontrolle über die Bewegungen der einzelnen Körperteile, die Koordination derselben und das Wahrnehmen des Körpers als ein Ganzes mit einer konkreten Vorstellung davon.

Die Feinmotorik bezieht sich auf Bewegungen, die sehr genau ausgeführt werden müssen, meistens mit der Hand oder den Fingern. Es kommt darauf an, sehr viel Fingerspitzengefühl zu zeigen und die Bewegungen sorgfältig und langsam auszuführen. Beispiele sind das Ergreifen eines kleinen Gegenstandes, Bilder eines Malbuches ausmalen, kleine Kügelchen formen, Perlen auffädeln usw.

Allgemeiner Aufbau

Titel

Anzahl der Spieler: **Verlag**
Alter:
Spieldauer:

Wahrnehmung:
Hier stehen Symbole der einzelnen Wahrnehmungen, so dass man auf den ersten Blick sehen kann, welche Wahrnehmungsbereiche durch dieses Spiel besonders angesprochen werden.

Spielbeschreibung:
Zu jedem Spiel gibt es eine kurze Beschreibung, damit man bei unbekannten Spielen weiß, um was es ungefähr geht.

Wahrnehmung:
Außerdem werden die oben bereits in Symbolform dargestellten Wahrnehmungen aufgegriffen und genau erläutert. Es wird aufgezeigt, in welcher Form die Wahrnehmung eine Rolle spielt und wodurch einzelne Bereiche trainiert werden.

61 ausgewählte Spiele

Aquarium

Anzahl der Spieler: 1 – 4

Alter: 3 – 6

Spieldauer: 15 Minuten

Ravensburger

Spielbeschreibung

In einem Aquarium aus Pappe schwimmen viele verschiedene Fische und andere Wassertiere, aber auch Gegenstände, die im Wasser überhaupt nichts zu suchen haben, wie ein alter Schuh oder eine Flasche. Die Kinder versuchen ,mit einer Angel die Fische aus dem Aquarium zu holen und bekommen dafür Punkte.

Bei diesem Spiel wird die **Feinmotorik** trainiert. Die Kinder müssen mit der Angel die Fische zu fassen bekommen und dabei genau aufpassen, wie sie die Angel bewegen. Man darf nicht zu grob oder hektisch sein, weil man sonst sehr wahrscheinlich nichts fangen wird.

Natürlich wird auch die **Räumliche Wahrnehmung** angesprochen. Es ist wichtig, dass man einschätzen kann, wie man die Angel bewegen muss, um an den richtigen Fisch zu kommen. Etwas mehr nach links oder nach rechts? In welche Richtung muss ich meine Hand bewegen, damit die Angel dorthin geht? Diese und ähnliche Überlegungen müssen die Kinder während des Spieles anstellen.

Bunte Ballone

Anzahl der Spieler: 1 – 4   **Ravensburger**
Alter: 3 – 5
Spieldauer: 10 Minuten

Spielbeschreibung
Bunte Ballone

Jede der Spieltafeln besteht aus einem Ballonbild. Die Kinder suchen sich eine Tafel aus und würfeln mit einem Farbwürfel, weil die gewürfelte Farbe auf die eigene Spieltafel aufgelegt werden darf.

So lernen die Kinder spielerisch die Farben kennen und unterscheiden (**Optische Figur-Grund-Differenzierung**) und müssen versuchen, die Ballone auf der Tafel richtig auf die Felder zu legen.

Junior Colorino

Anzahl der Spieler: 1   **Ravensburger**
Alter: ab 2
Spieldauer: beliebig

Bei diesem Spiel geht es darum, dass die Kinder spielerisch lernen, die Grundfarben zuzuordnen, indem sie verschiedenfarbige Steine passend auf einer Vorlage anordnen.

Auf diese Weise werden bereits bei kleinen Kindern die **Optischen Fähigkeiten** trainiert. Sie lernen die Farben zu unterscheiden und richtig zuzuordnen.

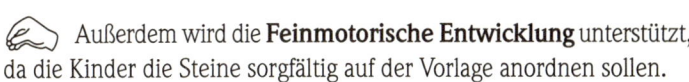 Außerdem wird die **Feinmotorische Entwicklung** unterstützt, da die Kinder die Steine sorgfältig auf der Vorlage anordnen sollen.

Bunte Formen

Anzahl der Spieler: 1 – 4   **Ravensburger**
Alter: 3 – 6
Spieldauer: 15 Minuten

Spielbeschreibung
Das Spiel besteht aus einem Spielplan, auf dem verschiedenfarbige Formen abgebildet sind und aus dazu passenden Formen.

Gespielt werden kann auf unterschiedliche Weise, je nach Alter der Kinder.

Es geht aber immer darum, die Spielsteine nach Farben und Formen auf dem Brett zu sortieren oder von dort abzuräumen, teilweise mit und teilweise ohne Würfel.

Das Spiel ist eine gute Übung für die **Optische Differenzierung**. Die Kinder lernen Farben und Formen auseinander zu halten, zu ordnen und zu sortieren. Auch die **Optische Figur-Grund-Differenzierung** wird angesprochen, indem die Kinder aus einer Fülle von verschiedenen Steinen den richtigen heraussuchen müssen.

Colorama

Anzahl der Spieler: 1 – 6   **Ravensburger**
Alter: 3 – 8
Spieldauer: 20 Minuten

Spielbeschreibung

Ein kleiner Clown sucht bunte Formen: Auf jeder der Bildkarten fehlt ein kleiner Teil, nämlich eine farbige Form. Diese versteckt sich in einem Sack und muss von den Kindern ertastet werden, die sie auf diese Weise relativ schnell finden, aber die Farbe ist immer noch eine Überraschung.

 Selbstverständlich werden hier die **Optischen Fähigkeiten** trainiert, denn die Kinder lernen Farben und Formen kennen und unterscheiden. Gerade bei kleinen Kindern sind bunte Formen eine Möglichkeit, spielerisch die verschiedenen Farben einzuführen.

 Hinzu kommt, dass durch das Erfühlen der Farbe auch die **Feinmotorik** und der Tastsinn angesprochen werden und die Kinder so einen weiteren Zugang zu den Formen erhalten. Sie können sich in diesem Fall eben nicht nur auf ihre Augen verlassen.

Confusion

Anzahl der Spieler: 2-5   **Ravensburger**
Alter: ab 10
Spieldauer: 15 Minuten

Spielbeschreibung

Bei diesem Spiel gibt es zwei Farbwürfel und einen Aktionswürfel, mit denen reihum gewürfelt wird. Bei jedem Wurf müssen die Spieler herausfinden, welche der drei Farben (rot, blau, gelb) fehlt.

Das hört sich doch eigentlich ganz einfach an? Ist es aber ganz und gar nicht, denn bei diesem Spiel werden nicht nur die Sinne getäuscht, sondern es werden auch kleine Aufgaben gestellt und eine schnelle Reaktion von den Spielern gefordert.

Abgesehen davon, dass „Confusion" die Wahrnehmung fördert und die Aufmerksamkeit trainiert, ist es ein Spiel, bei dem man jede Menge zu lachen hat und an dem sicherlich die ganze Familie ihren Spaß haben wird.

👁 Stark angesprochen wird die **Optische Wahrnehmung**. Es müssen Farben und Symbole erkannt, verglichen und kombiniert werden, um die fehlende zu finden.

Hierbei spielen vor allem **Optische Differenzierung** und **Optisches Gedächtnis** eine Rolle.

Das optische Gedächtnis hilft, sich die Farben einzuprägen, die Optische Differenzierung hilft, die Würfel zu vergleichen.

Aufmerksamkeit

Konzentration und **Aufmerksamkeit** sind während des ganzen Spiels notwendig. Die Spieler müssen die Farbwürfel im Auge behalten um sofort zu erkennen, welche der drei Farben fehlt.

Gleichzeitig müssen sie aber auch die verschiedenen Aufgaben des Aktionswürfels immer parat haben und schnell reagieren, wenn diese erforderlich sind.

Dame

Anzahl der Spieler: 2	**verschiedene Verlage**
Alter: ab 10	
Spieldauer: unterschiedlich	

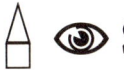

Spielbeschreibung

Gespielt wird auf dem Schachbrett und zwar Schwarz gegen Weiß.

Ziel des Spieles ist es, die Steine des Gegners zu sammeln. Erreichen kann man dies, indem man über die Steine des Gegners springt, welche man dann an sich nehmen darf.

Hilfreich ist es natürlich, wenn man eine gute Raumwahrnehmung hat und das Feld sicher einschätzen kann. Man muss seine eigenen Züge planen, um dies oder jenes zu erreichen, und überlegen, welcher Zug der beste ist. Dazu ist es wichtig, wenn man sich vorstellen kann, wohin einen bestimmte Züge führen.

Hilfreich ist es auch, wenn man neben den eigenen auch die Züge des Gegners im Voraus planen und dann beides miteinander kombinieren kann.

Wichtig ist, das Feld optisch im Auge zu behalten. Welcher Stein steht wo? Welche Möglichkeiten zu ziehen habe ich? Was macht mein Gegner? Diese Fragen sprechen alle die **Optik** an.

S Die **Serialität** kommt dadurch ins Spiel, dass sich die Spieler eine Strategie überlegen müssen. Es ist notwendig, einige Züge im Voraus zu planen, also gewissermaßen ein Reihe zu bilden und zu überlegen, welche Schritte man wann macht.

Aufmerksamkeit
Es hilft den Spielern, aufmerksam zu sein. Nur so kann es ihnen gelingen, eigene Züge geschickt zu planen und die des Gegners zu durchschauen.

Das lustige Eselsspiel

Anzahl der Spieler: mindestens   **FX Schmid**
Alter: ab 6
Spieldauer: unterschiedlich

S

Spielbeschreibung

Das Kartenspiel besteht aus Karten mit den Zahlen 1 bis 20 und einer Eselkarte. Jeder Spieler erhält einen gleich großen Kartenstapel. Nun geht es darum die eigenen Karten so schnell wie möglich los zu werden. Dies erreicht man, indem man entweder auf Stapeln in der Mitte oder auf denen der Mitspieler ablegt. In der Mitte wird von eins bis 20 aufgelegt.

Wer die Chance, etwas abzulegen, verpasst, der bekommt die Eselkarte.

Die **Optik** spielt hierbei eine große Rolle. Die Zahlen müssen erkannt und unterschieden werden (**Optische Differenzierung**), die Spieler müssen sofort sehen, welche Karten in der Mitte oder bei den Mitspielern liegen (**Optisches Gedächtnis, Optische Differenzierung**) und sie müssen erkennen, ob eine passende Karte bereits aufgedeckt wurde, so dass sie ihr dort ablegen können.

S   Die Serialität wird auch trainiert, da die Spieler Zahlenreihen bilden müssen. Der Zahlbegriff sollte also bekannt sein, so dass die Kinder die Zahlen auf- und absteigend ordnen und ablegen können.

Aufmerksamkeit

Natürlich ist es wichtig, aufmerksam zu sein, damit man schnell reagieren kann und sieht, wo welche Karte passt. Schließlich will keiner der „Esel" sein.

Das Nilpferd in der Achterbahn

Anzahl der Spieler: 3 bis 6   **Ravensburger**
Alter: ab 12
Spieldauer: ca. 50 Minuten

Spielbeschreibung

Das Nilpferd saust in einer Badewanne die Achterbahn entlang und damit es ihm dabei auf gar keinen Fall langweilig wird, hat es sich ein paar lustige Aufgaben ausgedacht.

Die Spieler müssen plaudern, kneten, Geräusche machen, eine Pantomime aufführen und natürlich raten, raten, raten.

Ein lustiges Ratespiel, das sich besonders gut in großer geselliger Runde spielen lässt.

Durch den Bereich Plaudertasche, in dem ein Begriff erklärt und erraten werden muss, und das Schlappohr, bei dem die Spieler Geräusche erkennen müssen, wird die **Akustik** angesprochen. Das Erraten eines Begriffes zielt auf die **Akustische Differenzierung** und **Figur-Grund-Differenzierung** ab, da es darum geht, aus einer Anzahl an Wörtern die herauszuhören, die einen zu dem gesuchten Begriff führen.

Das Erkennen eines Geräusches trainiert vor allem das **Akustische Gedächtnis**. Die Geräusche sollten bereits bekannt oder schon einmal gehört worden sein, damit man sie wiedererkennen und einem Begriff zuordnen kann. Die **Differenzierung** ist notwendig, da manche Geräusche sehr ähnlich klingen und es schwer fallen kann, diese zu unterscheiden.

Das Kneten und die Pantomime sind dagegen gut für die **Feinmotorik**, da es in beiden Fällen darum geht, etwas darzustellen und zu zeigen. Beim Kneten kommt es darauf an, den gesuchten Begriff sorgfältig wiederzugeben, damit er erkannt wird, und bei der Pantomime muss sogar der ganze Körper mitarbeiten.

Die **Raumwahrnehmung** wird ebenfalls durch das Kneten angesprochen, da sich die Spieler den Begriff in diesem Fall dreidimensional vorstellen und auch wiedergeben müssen.

Das verrückte Labyrinth

Anzahl der Spieler: 1 bis 4   **Ravensburger**
Alter: ab 8   Auch als Juniorlabyrinth, Kinderlabyrinth
Spieldauer: 20 Minuten   und Labyrinth der Meister erhältlich

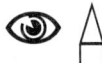

Spielbeschreibung

Das „Verrückte Labyrinth" ist ein riesiger Irrgarten mit verwinkelten Wegen und Sackgassen, in dem verschiedene Gegenstände versteckt sind. Jeder Spieler erhält eine Anzahl an Gegenständen, die er finden muss. Allerdings verändern sich die Wege mit jedem Spielzug, so dass plötzlich alles ganz anders aussieht, da das Labyrinth aus einzelnen Kärtchen, die aneinander gereiht sind, besteht. Der Spieler, der an der Reihe ist, darf eine dieser Reihen verschieben und muss sich auf diese Weise den Weg zu seinen Gegenständen ebnen.

Es ist für die Spieler also gar nicht so einfach sich im „Verrückten Labyrinth" zurechtzufinden und einen Weg zu den versteckten Schätzen zu finden. Natürlich kann es auch passieren, dass ein anderer Spieler mit seinem Zug den eigenen Weg oder die geplanten Züge zunichte macht. Dann heißt es: neu überlegen! Und trotzdem gewinnen!

Sehr wichtig sind dabei **Räumliches Vorstellungsvermögen** und **Körperschema**.

Durch die Verschiebung werden Wege zerstört und es entstehen auf einmal völlig neue Verbindungen. Die Spieler müssen sich vorstellen können, was passiert, wenn sie diese oder jene Reihe verschieben. Welcher Weg entsteht? Welche Karte liegt danach wo? Wohin verschwindet der Gegenstand?

Man sollte die Karten im Kopf verschieben können, um das Ergebnis vor sich zu sehen.

Erschwerend kommt hinzu, dass man sich möglichst mehrere Züge hintereinander ausdenken muss, damit man das Ergebnis richtig einschätzen kann. Denn es geht ja darum, sich einen Weg zu dem gesuchten Gegenstand zurechtzuschieben.

Die Spieler müssen also den Spielplan einschätzen, bereits vorhandene Wege sehen und mögliche Chancen erkennen.

 Natürlich spielt auch die Optik eine Rolle.

Schließlich muss man aus den vielen kleinen Kärtchen den gesuchten Gegenstand und den hinführenden Weg herausfiltern (**Optische Figur- Grund- Differenzierung**).

Den Weg, den man sich ausgedacht hat, muss man sich einprägen und im Kopfe verschieben können (**Optisches Gedächtnis**).

Die Maulwurfcompany

Anzahl der Spieler 2 bis 4   **Ravensburger**
Alter: ab 8
Spieldauer: 30 Minuten

Spielbeschreibung
Und wieder einmal findet der jährliche Buddelwettbewerb statt, bei dem der Sieger eine goldene Schaufel erhält. Gebuddelt wird durch vier Schichten und nur wer rechtzeitig ein Buddelloch erreicht, kann in die nächste Schicht gelangen.

Für die Spieler gilt also, möglichst viele Maulwürfe in die Löcher zu bekommen, denn wenn die Schicht abgehoben ist, scheiden alle, die kein Buddelloch errichtet haben, aus.

Trainiert wird dadurch in erster Linie die **Raumwahrnehmung**, da sich die Spieler in einer vorgegebenen räumlichen Ordnung, in diesem Fall einem Gitternetz, zurechtfinden müssen.

Es ist wichtig, dass sie sich genau überlegen, wo sie ihre Maulwürfe zu Beginn platzieren und wie sie dann weiterziehen. Nicht immer schafft man es, sofort ein Loch zu erreichen, sondern es sind oft mehrere Züge dazu notwendig – und diese müssen geplant werden.

Das heißt, die Spieler sollten in der Lage sein zu erkennen, wo sie hinziehen oder wo sie ihre Maulwürfe aufstellen müssen, damit möglichst viele davon ein Loch erreichen.

 Sicherlich spielt auch die **Optik** eine Rolle. Es stehen, vor allem auf der obersten Schicht, sehr viele Maulwürfe auf dem Spielplan, so dass die Spieler sich genau überlegen müssen, mit welchem sie ziehen, was die **Optische Differenzierung** anspricht.

Differix

Anzahl der Spieler: 1 bis 4   **Ravensburger**
Alter: 4 – 9 Jahre
Spieldauer: 15 – 20 Minuten

Spielbeschreibung
Auf verschiedenen Legetafeln ist jeweils neunmal das gleiche Bild abgedruckt. Aber ist es wirklich immer das gleiche? Nur wer genau hinschaut, erkennt die kleinen Unterschiede und kann die Karten passend zuordnen.

 In diesem Fall wird die **Optische Differenzierung** angesprochen. Die Spieler müssen die Bilder ganz genau betrachten, sie müssen vergleichen, Unterschiede erkennen und herausfinden, welche der Bilder genau gleich sind.

Oft kommt es dabei auf winzige Unterschiede und Feinheiten an, die wirklich schwer zu finden sind. Und gerade deshalb ist dieses Spiel ein sehr gutes Training für die Optische Differenzierung.

Elfenland

Anzahl der Spieler: 2 bis 6   **Amigo**
Alter: ab 10
Spieldauer: 60 Minuten

S

Spielbeschreibung

Das Elfenland mit seinen Landschaften, Städten und Bewohnern ist eine sehr schöne Gegend, um Urlaub zu machen. Auch die Elfen reisen gerne und versuchen, so viele Städte wie möglich zu besichtigen. Gereist wird mit den gängigen Transportmitteln (Drachen, Wolken, Einhörner...) und zwar über Wiesen, durch die Wüste oder das Gebirge. Jeder Spieler erhält einen Elfenstein und muss versuchen, so viele Städte wie möglich zu erreichen.

S Eine große Rolle spielt die **Serialität**. Es ist wichtig, dass sich die Spieler eine Reiseroute ausdenken und die muss in jeder Runde neu geplant werden, da man vorher nicht weiß, mit welchen Transportmitteln man reisen wird. Die Transportmittel müssen ebenfalls miteingeplant und so verwendet werden, dass man möglichst weit reisen kann.

 Außerdem wird die **Optik** angesprochen. Aus dem Spielplan müssen Wege, Städte und Landschaften herausgesucht werden, um dann unter Einbeziehen der Transportmittel eine Reiseroute zu finden.

 Durch die vorgegebenen Wege, Flüsse und Landschaften entsteht eine räumliche Ordnung, der sich die Spieler anpassen und mit der sie ihre Reise planen müssen. Teilweise verhindern bestimmte Landschaften ein Weiterkommen oder man muss einen Umweg in Kauf nehmen.

Europareise
(Weltreise, Deutschlandreise)

Anzahl der Spieler: 2 bis 6   **Ravensburger**
Alter: ab 10

S △

Spielbeschreibung
Eine Reise quer durch Europa kann ganz schön spannend sein: Man kann immer wieder etwas Neues entdecken, andere Städte und Länder kennen lernen, mit dem Schiff reisen oder sogar fliegen.

Bei diesem Spiel geht es darum, dass die Spieler sich mit ihren Städtekarten eine Reiseroute durch Europa zurechtlegen, mit der sie schnellst möglichst alle Zielorte aufsuchen können. Dann geht es mit Flugzeug, Schiff oder zu Fuß/ mit dem Auto von einem Land zum anderen.

Interessant ist, dass die Kinder durch dieses Spiel Europa mit seinen Städten und Ländern besser kennen lernen und erste Erfahrungen im Umgang mit einer Landkarte sammeln können.

S   Trainiert wird hier in erster Linie die **Serialität**. Dadurch, dass sich die Spieler ihre Reiseroute selbst planen müssen, ist es wichtig, dass sie erkennen, mit welcher Anordnung der Städtekarten sie am schnellsten wieder in ihrer Heimatstadt sind. Sie müssen also eine sinnvolle Reihe bilden. Mit einbezogen werden müssen hierbei die verschiedenen Arten des Reisens und die Lage der Länder.

Dafür ist natürlich die **Optik** sehr wichtig. **Optische Figur-Grund-Differenzierung**: Wo liegen die Städte und die Länder? Wie komme ich am besten dorthin? Das **Optische Gedächtnis** wird ebenfalls angesprochen, da man sich merken muss, wo die Städte liegen und in welcher Reihenfolge man sie besuchen möchte.

Auch die Raumwahrnehmung spielt eine Rolle, da sich die Spieler auf eine vorgegebene räumliche Anordnung einstellen und mit ihr die Reiseroute planen müssen. Sie sollten erkennen, welches der kürzeste Weg ist, wo sie langgehen können und wo nicht.

Figurix

Anzahl der Spieler: 2 bis 6   **Ravensburger**
Alter: 5 – 10
Spieldauer: 15 Minuten

 S

Spielbeschreibung

Auf drei Holzwürfeln sind verschiedenfarbige Ringe, Kreise und Figuren zu sehen. Unterschiedliche Kombinationen der drei sind auf Spieltafeln abgebildet. Nachdem gewürfelt wurde, versuchen alle so schnell wie möglich die entstandene Kombination zu finden, um diese dann mit einem Chip zu markieren.

 Alle **Optischen Bereiche** spielen hier eine Rolle. Das **Optische Gedächtnis** dadurch, dass man sich die auf den Würfeln abgebildeten Zeichen merken muss, um sie auf dem Plan zu finden. Das Heraussuchen der richtigen Kombination aus allen auf dem Spielplan aufgezeigten spricht sowohl die **Optische Differenzierung** als auch die **Optische Figur-Grund-Differenzierung** an.

Schließlich sind sehr viele verschiedene Möglichkeiten abgebildet, die sich teilweise stark ähneln und deshalb leicht verwechselt werden können.

S In gewisser Weise wird durch das Übernehmen der gewürfelten Kombination und das Finden derselben auf dem Spielplan auch die Serialität angesprochen.

Aufmerksamkeit
Wichtig ist, dass die Spieler aufmerksam sind, damit sie sich die richtige Kombination merken und diese rasch finden können. Es gewinnt schließlich der schnellste.

Flinke Flosse

Anzahl der Spieler: 2 bis 4   **Ravensburger**
Alter: ab 6

Spielbeschreibung
Die Spielkarten mit einer verschiedenen Anzahl an Fischen werden in einem Kreis ausgelegt.

Dann wird gewürfelt und die Spieler müssen die gewürfelten Fische zählen und schnellstmöglich auf die Karte mit genau dieser Anzahl klatschen. Allerdings: Nur wer die Karte mit dem ganzen Netz erwischt, erhält einen Glitzerfisch. Ist das Netz kaputt, entwischt der Fisch wieder.

 Dieses Spiel ist als Training für die **Optik** bestens geeignet. Die **Optische Differenzierung** und **Figur-Grund-Differenzierung** werden dadurch angesprochen, dass die Spieler die Fische zählen müssen. Es ist wichtig, die gewürfelte Zahl möglichst auf einen Blick zu erkennen und dann sofort mit den Abbildungen zu vergleichen. Und dann heißt es schnell reagieren und draufklatschen.

Nach der ersten Runde haben sich die Spieler wahrscheinlich bereits eingeprägt, unter welcher der Karten sich ein Netz mit Loch befindet und mit welcher sie einen Fisch ergattern können.

Da spielt das **Optische Gedächtnis** eine Rolle, denn es hilft dem Spieler, sich die Positionen der verschiedenen Karten zu merken.

Aufmerksamkeit

Wichtig ist es für die Spieler, aufmerksam zu bleiben. Nur wer ganz bei der Sache ist, ist in der Lage, schnell genug zu zählen und zu reagieren, um einen Fisch zu gewinnen.

Geisterbahn

Anzahl der Spieler: 2 bis 4 **Ravensburger**
Alter: ab 5

Spielbeschreibung

Während einer Fahrt mit der Geisterbahn bleibt diese plötzlich stehen, da alle Zahnräder durcheinander geraten sind und sich die Bahn nicht mehr bewegen kann. Jetzt sind die Kinder an der Reihe und müssen versuchen, die Räder so aneinander zu setzen, dass sie sich verzahnen und die Geister weiter spuken können.

Gerade Kindern macht es großen Spaß, die Geisterbahn wieder aufzubauen. Es ist für sie jedes Mal ein kleines Erfolgserlebnis, wenn sie sehen, dass die Zahnräder greifen und die Gespenster sich drehen.

 Da kommt es natürlich darauf an, dass die Kinder eine gute **Raumwahrnehmung** haben. Sie müssen erkennen, wie die Rädchen zusammenhängen und wodurch sie sich weiterbewegen.

Die Kinder müssen die Zahnräder so zusammensetzen, dass sie eine Kette bilden, die die Bahn wieder in Bewegung bringt.

 Hinzu kommt die **Feinmotorik**, da es darum geht etwas zusammenzusetzen und die Kinder die Räder so ineinander fügen müssen, dass sich die ganze Bahn bewegt.

102

👁 Die **Optik** spielt ebenfalls eine kleine Rolle, da die Zahnräder farblich passend auf dem Spielplan eingefügt werden müssen. Die Spieler sollten also die Farben erkennen und zuordnen können.

Geisterstunde

Anzahl der Spieler: 2 bis 4   **Ravensburger**
Alter: ab 8
Spieldauer: ca. 30 Minuten

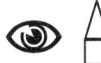 S

Spielbeschreibung

In einem uralten Gemäuer irren ein paar Bewohner herum und versuchen, so schnell wie möglich den Weg nach draußen zu finden. Das ist allerdings gar nicht so einfach, da die Türen der einzelnen Zimmer abgeschlossen sind und nur mit dem passenden Schlüssel geöffnet werden können. Hinzu kommt, dass es in dem alten Schloss spukt. Falls ein Spieler vom Gespenst gefangen wird, tauschen sie die Rollen.

👁 Angesprochen wird hierbei die **Optik**, und zwar die **Optische Differenzierung** und die **Optische-Figur-Grund- Differenzierung**. Die Spieler müssen sich ihren Weg durch die alten Gemäuer suchen und dabei die einzelnen Farben und Türen „sortieren".

Es ist wichtig zu erkennen, wohin welche Türe führt und mit welchem Schlüssel sie verschlossen ist.

Natürlich spielt auch die **Raumwahrnehmung** eine Rolle, schließlich geht es darum, sich in einem Labyrinth zurecht zu finden und einen Weg nach draußen zu suchen. Es muss erkannt werden, wohin die einzelnen Wege führen und wie man daran anschließen kann.

Besonders groß ist der Anteil der Raumwahrnehmung bei dem Spieler, der das Gespenst spielt. Er muss seinen Weg nämlich bereits im Voraus planen und dabei berücksichtigen, wie die anderen Spieler möglicherweise diese Runde ziehen werden. Er will schließlich deren Weg kreuzen und einen von ihnen fangen.

S Gerade bei der Gespensterrolle ist auch die **Serialität** von Bedeutung, da das Gespenst seinen Weg aus mehreren Schritten planen und dabei eine Reihenfolge festlegen muss.

Bei den anderen Spielern spielt die **Serialität** nur eine kleine Rolle, da sie oft nur wenige Züge planen und durchführen können.

Halli Galli

Anzahl der Spieler: 2 bis 6
Alter: ab 6
Spieldauer: 15 Minuten

Amigo
vom Arbeitsausschuss
Kinderspiel und Spielzeug
ausgezeichnet: Spiel gut

 S

Spielbeschreibung
„Halli Galli" ist eigentlich sehr ähnlich wie Schnipp Schnapp. Auch hier erhalten die Spieler Kartenstapel und decken der Reihe nach auf. Allerdings legt hier jeder Spieler die Karten auf einen neuen Stapel vor sich, so dass jeweils nur die oberste zu sehen ist.

Auf den Karten ist immer eine unterschiedliche Anzahl an Obst abgedruckt und es wird auf eine Glocke geschlagen, wenn fünf Mal das gleiche Obst daliegt.

Wenn man Halli Galli zu zweit spielt, ist es schon nicht ganz einfach, je mehr Spieler aber hinzu kommen, um so komplizierter und lustiger wird es.

Die **Optische Wahrnehmung** spielt dabei eine große Rolle: die Optische Differenzierung, da man die unterschiedlichen Obstsorten und deren Anzahl zu unterscheiden hat und das Optische Gedächtnis, da man sich bereits Aufgedecktes merken muss.

Allerdings sollte man nicht nur die Bilder anschauen und sich einprägen, sondern man muss während des ganzen Spieles zählen, um immer zu wissen, welche Anzahl von welchem Obst offen daliegt. Diese Anzahl verändert sich mit jeder neuen Karte.

S Durch das Zählen der Obstsorten und das Abschätzen der daliegenden Mengen wird auch die Serialität angesprochen.

Aufmerksamkeit
Auch bei Halli Galli müssen die Spieler aufmerksam und konzentriert bleiben, um mitzubekommen, was die anderen aufdecken. Außerdem müssen sie immer mitzählen und sehr schnell reagieren, wenn fünfmal das gleiche Obst aufgedeckt daliegt.

Halma

Anzahl der Spieler: 2 oder 4   **verschiedene Verlage**
Alter: ab 6
Spieldauer: ca. 30 Minuten

Spielbeschreibung
Das Spielfeld besteht aus einem sechszackigen Stern, bei dem jeweils die zwei gegenüberliegenden Zacken die gleiche Farbe haben. Einer der Zacken ist mit Spielfiguren seiner Farbe gefüllt.

Ziel ist es, alle Spielfiguren über das Gitternetz, aus dem der Stern zusammengesetzt ist, auf die andere Seite zubringen. Dies erreicht man, indem die Figuren übereinander springen. Nur so können sie sich fortbewegen.

Gefragt ist hierbei das **Räumliche Vorstellungsvermögen**. Die Spieler müssen ihre Figuren quer über das Spielfeld führen. Dabei ist es wichtig, dass sie sehen, wie dies auf dem kürzesten Weg zu erreichen ist und wie sie ihre Figuren verteilen müssen, um möglichst weit (oft) springen zu können.

Das heißt, sie müssen sich in einer vorgegebenen räumlichen Anordnung zurechtfinden und einschätzen können, wie der kürzeste Weg verläuft. Sie müssen sich außerdem überlegen, wie sie ihre eigenen Figuren einsetzen, wie sie die der Mitspieler für ihre Zwecke nutzen können und wo sie beginnen müssen, damit auch die letzte Figur noch eine vor sich hat, über die sie springen kann.

Auch die Optische Wahrnehmung spielt eine kleine Rolle. Hauptsächlich die **Optische Figur-Grund-Differenzierung,** da aus der Masse an Spielfiguren, die quer über das Feld verteilt sind, die eigenen herausgefiltert und bereits vorhandene Wege erkannt werden müssen.

S In gewisser Hinsicht spielt auch die **Serialität** eine Rolle, da die Spieler mit ihren Figuren Reihen bilden sollen, über die gesprungen werden kann. Es ist wichtig, mit der richtigen Figur zu beginnen und die Reihen sinnvoll fortzusetzen, da sonst der Letzte keinen mehr zum Überspringen hat.

Hexentanz

Anzahl der Spieler: 3 bis 6   **FX Schmid**
Alter: ab 8

106

Spielbeschreibung

Es ist Walpurgisnacht und viele Hexen machen sich auf den Weg zum Tanz.

Das Problem ist nur, sie sehen alle gleich aus. Die Spielfiguren sind alle schwarz und nur wenn man die kegelförmigen Figuren aufdeckt, sieht man die wirkliche Farbe der Hexe. Die Spieler müssen ihre Hexen sicher nach Hause bringen und das, ohne sie aufzudecken. Sie müssen sich also bereits am Anfang des Spieles ihre Figuren merken und dann jeden Schritt verfolgen. Da passiert es ziemlich schnell, dass man die Hexe eines Mitspielers erwischt oder dass ein anderer die eigenen Hexen weiterbewegt.

Da scheint es doch teilweise auch Zufall zu sein, welche Hexe man nach Hause bringt. Ist es auch wirklich eine der eigenen?

„Husch Husch, kleine Hexe" basiert auf dem gleichen Prinzip, ist aber für kleinere Kinder gut geeignet, da es wesentlich einfacher ist.

Eine große Rolle spielt das **Optische Gedächtnis**. Schließlich muss man sich merken, welche der Hexen die eigenen sind. Man will sie ja nicht aus den Augen verlieren.

Erschwerend kommt die Tatsache hinzu, dass man die Farbe der Hexen gar nicht sieht und die Reihenfolge der Figuren sich mit jedem Zug ändert.

Das heißt, die Spieler müssen versuchen, sich zu merken, wo ihre Hexen stehen und wohin sie diese weiterbewegen.

Auch die **Optische Differenzierung** spielt eine kleine Rolle, da die Spieler unter den vielen schwarzen Hexen ihre eigenen „erkennen" müssen.

Aufmerksamkeit

Um die Hexen nicht aus den Augen zu verlieren, müssen die Spieler ganz bei der Sache sein und dem Spiel aufmerksam folgen. Sie müssen sich ihre Züge merken und beobachten, mit welcher Hexe die Gegner weiterziehen.

Junior Pictolino

Anzahl der Spieler: 1 bis 4   **Ravensburger**
Alter: ab 2

Spielbeschreibung
Dieses Spiel ist speziell für sehr kleine Kinder gedacht. Sie können hier erste Erfahrungen im Zuordnen von Bildern sammeln.

Die extra großen Spielsteine müssen passend in vorhandene Tafeln eingefügt werden.

Sehr schön ist es, wenn die Eltern das gemeinsam mit ihren Kindern machen. Das erleichtert diesen das Einfügen. Hinzu kommt, dass durch Gespräche und Erklärungen der Eltern während des Spieles die Sprachentwicklung und das Verständnis der Kinder gefördert werden.

 Dabei wird natürlich die **Optik** trainiert. Die Kinder müssen sich die kleinen Bilder einprägen und an der richtigen Stelle unterbringen, d.h. die müssen erkennen, wo ihr Stein passt und wie sie ihn einsetzen müssen damit er sich ins Bild einfügt.

Kopfsalat

Anzahl der Spieler: 3 bis 6   **Ravensburger**
Alter: ab 14
Spieldauer: ca. 45 Minuten

 S

Spielbeschreibung
Das gesamte Spiel ist in vier verschiedene Bereiche oder Aufgabenfelder eingeteilt: Quassel, Quiz, Raten und Glück.

Bei Quassel müssen die Spieler sich mit bestimmten Wörtern eine Geschichte ausdenken, um ein weiteres Wort zu erklären. Bei Quiz und Raten geht es um Wissen, das Beantworten von Fragen und teilweise auch einfach nur darum, etwas zu erraten. Und beim letzten Bereich, da muss man eben einfach Glück haben...

 Besonders der „Quassel- Bereich" spricht die **Akustische Figur-Grund-Differenzierung** an, weil die Spieler aus einer Geschichte, die erzählt wird, einen bestimmten Begriff erraten oder heraushören müssen. Bei dem Bereich „Raten" kommt die **Akustische Differenzierung** zum Tragen, da auf Grund einiger Wörter ein weiteres erraten werden muss.

S Durch das Ausdenken einer Geschichte wird die Serialität trainiert. Die Spieler müssen versuchen, vorgegebene Wörter darin unterzubringen, was Fantasie und ein gewisses Geschick erfordert.

Logofix

Anzahl der Spieler: 2 bis 6 **Ravensburger**
Alter: ab 6

Spielbeschreibung
Eine ganze Menge Spielsteine mit unterschiedlichen Bildern darauf werden auf dem Tisch ausgelegt. Unter einem dieser Steine wird ein Chip versteckt. Die Aufgabe der Mitspieler ist, Fragen zu stellen, um herauszufinden, unter welchen Bild der Chip verborgen ist, wobei sie möglichst geschickt fragen und kombinieren müssen.

Selbstverständlich wird die **Optik** angesprochen. Es geht darum, sich Bilder anzuschauen, in Gruppen zu ordnen und dann auszusortieren. Das spricht sowohl die **Optische Differenzierung** (die verschiedenen Bilder müssen unterschieden werden) als auch die **Optische Figur-Grund-Differenzierung** an.

Aufmerksamkeit

Wer erraten will, unter welchem Stein sich der Chip versteckt, muss aufmerksam sein. Er muss sich genau überlegen, welche Fragen er stellen kann, um möglichst schnell ans Ziel zu kommen.

Durch das Fragenstellen wird auch die Sprache miteinbezogen, und gerade bei kleineren Kindern kann dadurch und durch genaues Erklären der Bilder der Wortschatz trainiert werden.

Mastermind

Anzahl der Spieler: 2 **Verlag**
Alter: ab 6
Spieldauer: ca. 30 Minuten

S

Spielbeschreibung

„Mastermind" ist ein Spiel für zwei Spieler. Der eine bildet eine Reihe aus farbigen Steckern, die der andere nicht sehen darf. Dieser muss die Reihe nämlich durch geschicktes Kombinieren und mit etwas Glück erraten. Er beginnt, indem er selbst, meist wahllos, auf eine Farbkombination tippt und bekommt vom Mitspieler Hinweise auf richtige oder falsche Platzierungen. Anhand dieser Tipps variiert er seine Reihe so lange, bis er die des Mitspielers trifft.

S Hierbei wird natürlich die **Serialität** angesprochen. Es werden Reihen gebildet und diese müssen erraten werden. Um das zu schaffen, wird geraten und überlegt. Man erhält vom Mitspieler kleine Tipps, die man richtig deuten und logisch verwenden muss. Nur so gelingt es, einem letztendlich die Reihe zu erraten.

👁 Auch die **Optik** ist am Lösungsweg beteiligt. Schließlich muss der Spieler Farben auseinander halten und sich bestimmte Reihenfolgen merken. Wichtig ist, dass sich der Spieler merkt, welche Farbkombinationen er bereits getippt hat, was davon richtig war und was er verändern sollte.

Aufmerksamkeit
Eine große Rolle spielt die Konzentration der Spieler. Es ist wichtig, aufmerksam und in Ruhe zu überlegen. Welche Farbe stimmt schon? Welche Position habe ich richtig getroffen? Was muss ich verändern? Was nicht? Nur wenn man ganz bei der Sache ist, wird es einem gelingen, die versteckte Farbkombination zu erraten.

Memo Crime

Anzahl der Spieler: 2 bis 6   **Ravensburger**
Alter: ab 16
Spieldauer: beliebig

👂 S

Spielbeschreibung
Auch Polizisten versuchen, auf der Karriereleiter aufzusteigen, und zwar indem sie besonders schwierige Fälle lösen oder einen gesuchten Verbrecher einsperren. Wichtig ist dabei, dass sie ein gutes Gedächtnis haben und schnell kombinieren können.

Bei Memo Crime ist genau das gefragt: Die Spieler müssen sich Fälle merken und immer wieder ergänzen.

Memo Crime ist ganz klar eine Herausforderung für das **Akustische Gedächtnis**. Die Spieler müssen sich mehrere unterschiedliche Geschichten einprägen, sie müssen sich die Reihenfolge der darin vorkommenden Begriffe merken und immer wieder ergänzen.

Meistens sind es die seltsamsten Geschichten oder besonders lustige Begriffe, die zusammengesetzt werden müssen, wobei es den Spielern oft leichter fällt, sich gerade diese zu merken.

Eine kleine Rolle spielen auch **Akustische Differenzierung** und **Figur-Grund-Differenzierung**, da es sich um eine ganze Menge Begriffe oder Geschichten handelt, die sich teilweise ähneln können, so dass Verwechslungen nicht unwahrscheinlich sind.

S   Natürlich wird auch die **Serialität** angesprochen, da die Begriffe ja in gewisser Weise ein Reihe bilden, die immer verlängert wird. Das heißt, dass sich die Spieler diese Reihe in Form einer Geschichte merken und wiedergeben müssen.

Mikado

Anzahl der Spieler: ab 2   **verschiedene Verlage**
Alter: ab 6
Spieldauer: beliebig

Spielbeschreibung
Die Mikado-Stäbe werden fallen gelassen und liegen dann in einem chaotischen Haufen vor den Spielern. Einzelne davon müssen nun nacheinander gesammelt werden und das, ohne die anderen Stäbe zum Wackeln oder Zittern zu bringen.

Das ist gar nicht so einfach, wenn man bedenkt, dass sich schon das geringste Zittern der eigenen Hand auf die Stäbe überträgt.

Hier ist ganz klar die **Feinmotorik** gefragt. Die Stäbe müssen vorsichtig angehoben und verschoben werden. Man kann drücken, heben, ziehen, mit den Fingern oder mit einem anderen Stab – aber alles ohne Zittern!

Um sich die „sichersten" Stäbe auszusuchen, sollte man auch ein bisschen **räumliches Vorstellungsvermögen** mitbringen. Wie liegen die Stäbe? Welcher ist leicht zu packen? Wo besteht eine Verbindung?

Wenn man sich für einen Stab entschieden hat, ist es wichtig zu wissen, welche anderen Stäbe diesen berühren und wie diese sich überkreuzen.

Auch die **Optische Wahrnehmung** ist hierbei von Bedeutung. Durch die **Optische Figur-Grund-Differenzierung** und **die Raumwahrnehmung** sollte es den Spielern gelingen, die einzelnen Stäbe im Geiste zu „entwirren" und zu ordnen. Man muss den Stab, den man einsammeln will, aus dem gesamten Wirrwarr herausfiltern.

I   Dieses „Entwirren" der Stäbe spricht also die Feinmotorik, das räumliche Vorstellungsvermögen und die Optische Wahrnehmung an, und somit auch die **Intermodalität**, da alle Sinne miteinander kombiniert werden.

Murmel Monster

Anzahl der Spieler: 2 bis 4   **Ravensburger**
Alter: ab 6
Spieldauer: 10 bis 15 Minuten

Spielbeschreibung

Das Spiel besteht aus einer Dose mit verschiedenfarbigen Murmeln und aus Kärtchen, auf denen unterschiedliche Anordnungen der Murmeln abgebildet sind.

Als erstes wird immer die Schütteldose mit den Murmeln geschüttelt.

Das so entstandene Muster muss gesucht werden. Das ist allerdings gar nicht so einfach, weil es eine Menge unterschiedlicher Muster gibt, die sich meistens kaum unterscheiden.

👁 Über das **Optische Gedächtnis** müssen sich die Spieler auf jeden Fall das entstandene Muster einprägen, damit sie es wiedererkennen. Außerdem sind **Optische Differenzierung** und **Optische Figur-Grund-Differenzierung** wichtig. Erstere, damit man die Muster, die sich stark ähneln und teilweise nur auf Grund einer einzigen Kugel zu unterscheiden sind, differenzieren kann und die zweite, weil es darum geht, aus einem großen Angebot an Mustern das richtige herauszufiltern.

Aufmerksamkeit

Ebenfalls wichtig ist, dass die Spieler gut aufpassen und konzentriert bei der Sache sind, damit sie das richtige Muster finden. Auf diese Wiese wird auch die Aufmerksamkeit trainiert.

Mühle

Anzahl der Spieler: 2 **verschiedene Verlage**
Alter: ab 8
Spieldauer: ca. 30 Minuten

 S

Spielbeschreibung

Mühle ist eigentlich in jeder Spielesammlung enthalten. Es ist ein Spiel für zwei, bei dem es darum geht, ein „Mühle", also eine Dreierreihe, zu bilden. Hat man das geschafft, darf man dem Gegenspieler einen Stein wegnehmen. Wer als erstes weniger als drei Steine hat, hat verloren.

Das **Räumliche Vorstellungsvermögen** hilft den Spielern, ihre Steine auf dem Spielplan anzuordnen und sich vorzustellen, wie sie die Steine verschieben müssen, um eine Mühle zu erhalten. Manchmal ist es notwendig, mehrere Züge im Voraus zu planen, so dass man sich die räumlichen Änderungen vorstellen können muss.

S   Auch die **Serialität** spielt eine Rolle, da es darauf ankommt, die Steine in Reihen anzuordnen und zu verschieben. Möglichst mit einer bestimmten Taktik, durch die eine Mühle erreicht werden kann.

Aufmerksamkeit
Konzentration ist ebenfalls sehr wichtig. Die Spieler müssen genau darauf achten, was der Gegner vorhat und wie seine nächsten Züge aussehen könnten. Sie müssen sich überlegen, wie sie den anderen austricksen können und wie sie zu einer Mühle kommen.

Nanu?

Anzahl der Spieler: 2 bis 4   **Ravensburger**
Alter: 4 – 12
Spieldauer: 10 Minuten

Spielbeschreibung
Die verschiedenen Bilder, ein Ball, ein Schuh..., werden von farbigen Scheiben verdeckt. Jeder darf zusehen, wenn die Bilder abgedeckt werden. Dann wird gewürfelt und die Spieler müssen erraten, was sich unter der jeweiligen Farbe versteckt. Da ist es selbstverständlich wichtig, sich zu merken, wo die einzelnen Bilder verschwunden sind.

👁 Das **Optische Gedächtnis** wird hier stark beansprucht. Die Spieler müssen sich nämlich ganz genau einprägen, unter welcher Farbe sich welches Bild versteckt. Wird eine Farbe gewürfelt, müssen sie sich erinnern können, was darunter verschwunden ist.

Patience im Quadrat

Anzahl der Spieler: 1
Alter: je nach Spiel

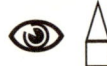

Spielbeschreibung

Diese Patience hat sehr wenig mit der „normalen" Patience zu tun. Hier geht es nämlich darum, ähnlich wie bei einem Puzzle, einzelne Karten zu einem Ganzen zusammenzufügen.

Allerdings sind diese Karten meist rechteckig und haben an jeder Seite die Hälfte einer Figur oder eines Bildes. Ziel ist es, die passenden Hälften aneinander zulegen und so ein Viereck entstehen zu lassen, bei dem alles zueinander passt.

Das ist nicht so einfach, da von den einzelnen Teilen mehrere da sind, die oft fast gleich aussehen.

Schön ist bei Patiencen, dass man alleine spielen oder sich beschäftigen kann.

👁 Die **Optik** ist selbstverständlich sehr wichtig. Dadurch, dass sich die Bilder stark ähneln und immer wieder das Gleiche dabei ist, wird die **Optische Differenzierung** beansprucht.

Die **Optische Figur-Grund-Differenzierung** benötigt man, um aus einer Vielzahl von Karten eine passende herauszusuchen, und das **Optische Gedächtnis** zeigt sich wie immer dadurch, dass man sich die einzelnen Karten einprägen und einen Zusammenhang finden muss.

Die **Raumwahrnehmung** kann beim Einordnen der Bilder hilfreich sein. Es gelingt dadurch besser zu erkennen, was wo passt oder noch fehlt.

Aufmerksamkeit
Diese ist selbstverständlich wichtig und wird durch das Zusammenfügen der einzelnen Teile zu einem Ganzen auch besonders trainiert.

Patience

Anzahl der Spieler: 1
Alter: je nach Art der Patience

 S

Spielbeschreibung
Mit verdeckten Spielkarten werden Reihen gelegt, die dann nach und nach aufgedeckt werden können. Man legt die Karten nach Farbe oder Muster aneinander, beginnt über den Reihen mit dem As und darf dann alle passenden Karten darauf ablegen.

Ziel ist es, alle Karten auf die Stapel über den Reihen zu verteilen.

Auf dem Computer existiert dieses Spiel ebenfalls, wird dort aber als Solitär bezeichnet.

 Trainiert wird hierbei die **Optik**. Das **Optische Gedächtnis**, da man sich die aufgedeckten Karten merken muss, um vergleichen zu können, die **Optische Differenzierung**, da man teilweise sehr ähnliche Karten vor sich liegen hat, die es zu unterscheiden gilt, und die **Optische Figur-Grund-Differenzierung** um die passenden Karten aus dem aufgedeckten Angebot herauszusuchen.

S   Die **Serialität** wir durch das Bilden von Reihen und das Vorausplanen mehrerer Züge ebenfalls angeregt. Die Karten werden im Prinzip zuerst absteigend und dann auf dem As aufsteigend geordnet, dabei ist es wichtig, sich zu überlegen, wie man an die Sache herangeht,
welche Karte man wohin legt und wie der nächste Zug aussehen soll.

Aufmerksamkeit
Natürlich ist es auch wichtig aufmerksam zu sein, denn nur so erkennt man alle Möglichkeiten und kann seine Chance nutzen. Mit
Ruhe und einigem Nachdenken schafft man es, seine Züge so geschickt
zu legen, dass man alle Karten oben ablegen und so los werden kann.

Plitsch-Platsch Pinguin

Anzahl der Spieler: 1 bis 6   **Ravensburger**
Alter: ab 5
Spieldauer: 10 Minuten

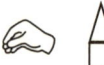

Spielbeschreibung
Viele kleine Pinguine und ein schwankender Eisberg: Da ist es gar
nicht so einfach, alle Pinguine auf diesem Berg unterzubringen, ohne
dass der anfängt zu wackeln und die Tiere wieder abstürzen. Genau
das ist aber Ziel des Spieles.

Die **Feinmotorik** ist hier von großer Bedeutung. Schließlich
müssen die Spieler ihre Pinguine mit viel Fingerspitzengefühl auf dem
wackeligen Berg abstellen, damit diese nicht abstürzen.

Hinzu kommen Ansätze der **Raumwahrnehmung**. Diese
hilft einzuschätzen, wo man die Möglichkeit hat, ein Tier abzustellen
und wo man es besser lässt. Es gibt immer Stellen, an denen ein Pin-

guin den Eisberg leichter ins Wanken bringen und andere, über die das Gleichgewicht gehalten werden kann.

Pueblo

Anzahl der Spieler: 2 bis 4   **Ravensburger**
Alter: ab 10
Spieldauer: 60 Minuten

Spielbeschreibung

Der Häuptling eines Indianerstammes will ein neues Pueblo bauen lassen. Dazu lädt er einige Baumeister ein, die diese Aufgabe bewältigen sollen. Die Bedingung dabei: Sie müssen die neutralen Bausteine des Häuptlings benutzen. Natürlich versuchen die Spieler während es Baus, möglichst viele ihrer eigenen Steine unterzubringen. Sie müssen dies allerdings sehr geschickt machen, damit der Häuptling sie nicht erwischt.

 In erster Linie ist die **Raumwahrnehmung** von Bedeutung, es geht schließlich darum, ein dreidimensionales Bauwerk herzustellen. Die Spieler müssen sich gut überlegen, wie sie ihre Steine einbringen und tarnen, so dass diese kaum gesehen werden, und wo sie die neutralen Steine des Häuptlings unterbringen. Sie müssen den Aufbau des Pueblos durchschauen und erkennen, wo und wie sie noch anbauen können.

 Auch die **Feinmotorik** spielt eine Rolle, da die Spieler vorsichtig ihre Steine aufsetzen und anbauen müssen.

Puzzle

Anzahl der Spieler: 1 oder mehrere

verschiedene

Alter: unterschiedlich je nach Puzzle

Verlage

Spieldauer: beliebig

Spielbeschreibung

Ein Puzzle besteht aus verschiedenen Teilen, die zusammengesetzt ein Bild ergeben.

Die Auswahl an Puzzle ist groß, so dass für jeden Geschmack etwas dabei ist.

Es ist deshalb auch möglich, durch Auswahl des Motivs und einer bestimmten Anzahl an Teilen die Schwierigkeit des Puzzles zu bestimmen.

Schön ist, dass man sich mit einem Puzzle ganz alleine beschäftigen kann, es aber natürlich auch Spaß macht, zu mehreren ein Bild zu entdecken.

Hinzu kommt, dass man sich mit einem Puzzle über eine größere Zeitspanne beschäftigen kann, d.h. man kann längere Zeit am Stück oder immer mal wieder ein bisschen daran weitermachen.

Die **Optik** wird beim Puzzeln auf jeden Fall angesprochen. Die **Optische Differenzierung** indem man versucht, die verschiedenen Puzzleteile auseinander zu halten, obwohl diese oft sehr ähnlich oder fast gleich aussehen, die **Optische Figur-Grund-Differenzierung,** weil man aus den vielen Teilen eins heraussuchen muss, das in die vorhandene Lücke passt, und das **Optische Gedächtnis,** weil es wichtig ist, sich das Bild als gesamtes oder in Form von einzelnen Bildausschnitten oder Puzzleteilen einzuprägen.

In diesem Fall müssen also alle drei optischen Bereiche zusammenarbeiten, um ein Puzzle zu Ende zu bringen.

Ebenfalls wichtig ist die **Raumwahrnehmung**, die einem hilft, die Puzzleteile an der richtigen Stelle unterzubringen. Da jedes der Teile eine etwas andere Form besitzt, entstehen innerhalb des Puzzles auch unterschiedliche Lücken, welche mit den Puzzleteilen verglichen werden müssen, um sehen, was wo passt. Hinzu kommen die verschiedenen Bildausschnitte, die auf den Teilen abgebildet sind, so dass sich diese ebenso wie die Form nur an einer Stelle im Gesamtbild einfügen lassen.

Rategarten

Anzahl der Spieler 2 bis 6   **Ravensburger**
Alter: 5 – 12
Spieldauer: 15 Minuten

Spielbeschreibung
Der Spielplan besteht aus dem Bild eines Gartens mit wunderschönen Blumen, vielen Tieren und anderen Gegenständen, die man in einem Garten so findet. Die Spieler erhalten kleine Karten, auf denen Teile des Gartens oder einzelne Gegenstände abgebildet sind. Diese müssen dann auf dem Spielplan gefunden werden.

Rategarten ist dem Spiel „Ich sehe was, das du nicht siehst" sehr ähnlich. Nur dass man sich eben die Gegenstände nicht selbst aussuchen kann, sondern vorgegeben auf einem Spielplan findet.

 Rategarten ist eine große Herausforderung für die **Optik**. Es ist wichtig, sich den Spielplan und die auf den Karten abgedruckten Bilder einzuprägen, um diese finden zu können (**Optisches Gedächtnis**). Außerdem müssen die Kinder aus einer Fülle von Bildern und Farben den richtigen Gegenstand herausfiltern (**Optische Figur-Grund-**

Differenzierung) und die einzelnen Dinge, Farben und Bilder auseinanderhalten (**Optische Differenzierung**).

Auch die Raumwahrnehmung spielt eine Rolle. Die Kinder müssen sich in dem Garten und damit in einer vorgegebenen räumlichen Ordnung zurechtfinden und Gegenstände darin erkennen.

Aufmerksamkeit

Dazu ist es natürlich von Vorteil, wenn man aufmerksam ist, gut aufpasst und konzentriert hinschaut. So wird man viel schneller die gesuchten Bilder entdecken.

Sagaland

Anzahl der Spieler: 2 bis 6
Alter: ab 8
Spieldauer: 30-60 Minuten

Ravensburger
Spiel des Jahres 1982

Spielbeschreibung

„Sagaland" entführt die Spieler in den Märchenwald. Hier sind, unter Bäumen versteckt, verschiedene Märchen abgebildet. Die Spieler wandern durch den Wald und schauen sich die Bäume an. Es geht darum, sich zu merken, was unter den einzelnen Bäumen abgebildet ist. Denn das sollte man wissen, wenn man sich auf den Weg zum Schloss macht.

Das Spiel ist ganz klar eine Herausforderung für das **Optische Gedächtnis**. Die Spieler müssen sich die Bilder unter den Bäumen einprägen und mit den am Schloss zu sehenden vergleichen. Sie sollten also genau wissen, wo was ist, damit sie sofort den richtigen Baum aufdecken können. Es ist wichtig zu wissen, welchen Baum man bereits gesehen hat und unter welchem man noch etwas Neues entdecken kann.

Ganz am Rande wird auch die **Optische Differenzierung** angesprochen, weil sich einige der Bilder leicht ähneln und man diese auf keinen Fall verwechseln sollte.

A Wichtig ist auch das **räumliche Vorstellungsvermögen**, da man dieses benötigt, um die Position der Bäume auf dem Spielfeld einzuordnen. Außerdem sollte man seinen Weg planen. Wie schaffe ich es, alle Bäume schnellstmöglichst anzuschauen? Wo war ich schon? Wo noch nicht? Was ist der geschickteste Weg?

I Hinzu kommt der Vergleich der Bilder mit den bekannten Märchen, was einem oft das Einprägen erleichtert. Dadurch kommt auch die **Intermodalität** ins Spiel, da man ja auf bereits Gespeichertes zurückgreift und es mit dem Neuen in Verbindung bringt.

Ebenso verbindet man natürlich das räumliche Vorstellen mit dem **Optischen Gedächtnis**.

Schließlich ist es wichtig, sowohl den Standort des gesuchten Bildes zu wissen, d.h. unter welchem Baum sich das Bild versteckt, als auch das Bild an sich zu kennen.

Die Spieler müssen sich also Bild und Standort desselben einprägen.

Aufmerksamkeit

Wie fast bei jedem Spiel ist es auch hier von Vorteil, wenn die Spieler aufmerksam und konzentriert sind, schließlich wollen sie ja gewinnen und keiner hat Lust, am Schloss zu stehen und nicht mehr zu wissen, unter welchem Baum sich das gesuchte Märchen versteckt.

Schach

Anzahl der Spieler: 2
Alter: ab 6
Spieldauer: unterschiedlich

verschiedene
Verlage

👁 ⌂ S

Spielbeschreibung

Bei Schach spielt schwarz gegen weiß. Beide Spieler haben dieselben Spielfiguren, von denen jede ihre eigene Zugmöglichkeit besitzt. Zum Beispiel der Bauer, der immer ein Feld nach vorne ziehen darf.

Kommt man mit einer eigenen Figur auf ein Feld, auf dem der Gegner steht, so darf man dessen Figur an sich nehmen.

Ziel des Spieles ist es, den Gegner Schachmatt zu setzen, d. h. ihn so einzukreisen, dass er mit seinem König nicht mehr ziehen kann, ohne ihn in Gefahr zu begeben.

👁 Da spielt die **Optik** natürlich eine große Rolle. Die **Optische Figur-Grund-Differenzierung** und die **Optische Differenzierung** helfen, die Figuren auseinander zu halten, und das **Optische Gedächtnis** ist notwendig, um sich deren jetzige Position einzuprägen und sich möglicherweise folgende vorzustellen.

⌂ Auch die **Raumwahrnehmung** ist wichtig, da sie nötig ist, um die Positionen der Spielfiguren einzuschätzen und zu verändern. Es ist von Bedeutung zu wissen, wie die Figuren ziehen und wo sie danach stehen werden. Das alles muss im Kopf ablaufen und geplant werden.

S Es ist hilfreich, mehrere Züge im Voraus zu planen und so eine gewisse Strategie zu entwickeln. Dadurch wird die **Serialität** in Anspruch genommen.

Beide Spieler müssen wissen, wie sie spielen wollen, d. h. Fragen wie: Welche Figur zieht als nächstes?, Wohin zieht sie?, Und wie sieht mein weiteres Spiel aus? müssen beantwortet werden.

Ebenso wichtig ist es, den Gegner im Auge zu behalten und zu überlegen, wie er möglicherweise ziehen wird. Diese Überlegungen müssen in den eigenen Plan mit einbezogen werden. Die Spieler haben also eigenen Strategien zu entwickeln und die möglichen Züge des Gegners mit einzubeziehen.

Aufmerksamkeit

Es ist ganz klar, dass die Spieler bei Schach aufmerksam und immer bei der Sache sein müssen. Sie sollten mitdenken, vorausplanen, den Gegner beobachten und überlegen, wie er ziehen wird. Sie müssen alles im Auge behalten, wissen, wie die Figuren ziehen dürfen und sich eine gute Strategie ausdenken.

Schnipp Schnapp

Anzahl der Spieler: 3 bis 8   **verschiedene**
Alter: ab 6   **Verlage**
Spieldauer: unterschiedlich

Spielbeschreibung

Bei „Schnipp Schnapp" erhält jeder der Spieler einen gleich großen Stapel Karten. Jetzt wird reihum jeweils eine Karte aufgedeckt. Die Karten bleiben alle offen liegen. Sobald zwei gleiche Karten auf dem Tisch sind, sollten die Spieler „Schnipp Schnapp" schreien. Wer am schnellsten ist, darf alle bereits aufgedeckten Karten einsammeln und unter den eigenen Stapel schieben.

Schnipp Schnapp ist ein Spiel, das vielen Kindern großen Spaß macht, vielleicht auch ein bisschen deshalb, weil man so laut schreien kann, wenn zwei gleiche Karten aufgedeckt sind.

Allerdings ist es auch vom Prinzip her ziemlich einfach und mit ein bisschen Übung wird man immer besser.

Außerdem wird die Optik beansprucht.

Das **Optische Gedächtnis** dadurch, dass die Spieler sich merken sollten, welche Bilder bereits auf dem Tisch liegen. Das erleichtert eine schnelle Reaktion.

Gleichzeitig müssen die unterschiedlichen, aber oftmals sehr ähnlichen Bilder miteinander verglichen werden, um nicht aus Versehen beim falschen Paar zu schreien. Das spricht die **Optische Differenzierung** an.

Auch die **Optische Figur-Grund-Differenzierung** spielt eine Rolle. Aus dem Angebot der bereits auf dem Tisch liegenden Karten muss sofort die herausgefiltert werden, die gerade aufgedeckt wurde – falls diese bereits daliegt.

Die Optischen Bereiche werden also alle gemeinsam beansprucht und müssen möglichst gut zusammenarbeiten, damit die Spieler schnell reagieren können.

Aufmerksamkeit

Bei Schnipp Schnapp wird eine schnelle Reaktion gefordert, d. h. die Spieler müssen aufmerksam und konzentriert bleiben, um im richtigen Moment reagieren („schreien") zu können.

Scottland Yard

Anzahl der Spieler: 3 bis 6   **Ravensburger**
Alter: ab 10
Spieldauer: 45 Minuten

  S

Spielbeschreibung

Ein neuer, besonders kniffliger Fall für Scotland Yard: Mr. X hält sich in London versteckt und ist ständig auf der Flucht vor den Detektiven. Zum Glück gibt es hin und wieder eine Spur von ihm, z. B. in Form von benutzten Fahrscheinen oder der Aussage eines Zeugen, der ihn gesehen hat.

Da gilt es schnell zu handeln. Der Aufenthaltsort von Mr. X muss ausfindig gemacht, der Gauner eingekreist und die Fluchtwege versperrt werden. Wenn sie diesen Fall lösen wollen, müssen die Detektive gut zusammenarbeiten.

👁 Sicherlich ist die **Optik** hierbei von Bedeutung. Man muss sich den Spielplan einprägen, sich merken, wo Mr. X auftauchte und wo er möglicherweise gerade steckt. Dadurch wird das **Optische Gedächtnis** angesprochen. Außerdem müssen Wege aus dem Straßengewirr herausgefiltert werden, die Spieler müssen überlegen, wo sie langgehen können, ob sie mit dem Bus oder der U-Bahn reisen. Sie müssen sich fragen, welches der kürzeste Weg ist und wie sie Mr. X am besten einkreisen können (**Optische Differenzierung** und **Optische Figur- Grund- Differenzierung**).

△ Da es sich um einen Stadtplan handelt, ist es natürlich auch notwendig, diesen Raum zu erfassen und auszuloten, was die **Raumwahrnehmung** anspricht. Die Spieler müssen das Straßennetz entwirren und Wege auskundschaften, sie müssen Umwege erkennen und Abkürzungen finden. Und sie müssen überlegen, wo sie sich am besten platzieren, damit Mr. X ihnen nicht mehr entwischen kann. Aber auch Mr. X hat es nicht leicht. Er muss immer wieder versuchen, seinen Verfolgern auszuweichen, er muss gestellte Fallen erkennen und neue Fluchtwege entdecken.

S Die **Serialität** wird bei Scotland Yard ebenfalls trainiert. Es ist von großem Vorteil, wenn die Spieler mehrere Züge im Voraus, d.h. in Gedanken, planen können. Sie müssen die Züge aller Detektive miteinander kombinieren um gemeinsam ans Ziel zu kommen. Wichtig ist auch sich zu überlegen, wo Mr. X gerade steckt und wo er als nächstes hinverschwindet. Neben den eigenen Zügen müssen sie also auch die des Flüchtenden in Gedanken nachvollziehen können.

Scrabble

Anzahl der Spieler: 2 bis 4
Alter: Junior-Scrabble ab 6
      Scrabble ab 12

 S

Spielbeschreibung

Bei diesem Spiel geht es darum, Wörter zu bilden, diese dann an bereits bestehende Wörter anzulegen oder auf andere Weise geschickt einzufügen, so dass man möglichst viele Punkte erhält. Die Spieler ziehen aus einem Säckchen Buchstabensteinchen, aus denen sie dann Wörter bilden müssen. Das ist oft gar nicht so einfach, da es sein kann, dass die gezogenen Buchstaben einfach nicht zueinander passen.

Selbstverständlich ist Scrabble nicht nur für die Wahrnehmung sinnvoll, sondern es fördert den Sprach-/Wortgebrauch und regt dazu an, Wörter aus vorgegebenen Buchstaben zusammenzusetzen.

 Es ist wichtig, das Spielfeld im Auge zu behalten. Man muss wissen, was bereits daliegt und das mit den eigenen Steinchen in Verbindung bringen **(Optisches Gedächtnis),** um ein neues Wort zu bilden.

S   Hinzu kommt, dass die Spieler sich gut überlegen müssen, wie sie ihre Buchstaben zusammen setzen und welches Wort sie daraus bilden. Es ist notwendig bereits ausgelegte Wörter mit einzubeziehen und bereits an die nächste Runde zu denken.

Durch das Bilden von Buchstabenreihen wird die Serialität angesprochen. Wahllos zusammengestellte Buchstaben müssen in eine sinnvolle Reihe gebracht und geschickt auf dem Spielfeld eingefügt werden.

Set

Anzahl der Spieler: 2 bis 6
Alter: ab 10
Spieldauer: 30 Minuten

Ravensburger

Spielbeschreibung

Dieses Spiel besteht aus Karten mit verschiedenen Figuren und Formen, manche ausgefüllt, manche leer, mal drei oder auch nur eine. Es
gibt jede Menge unterschiedlicher Möglichkeiten.

Ziel ist es, immer drei dieser Karten unter einen Hut zu bringen
und das ist nicht einfach – im Gegenteil, es ist sogar ziemlich schwer.

Da muss man die Karten blitzschnell erkennen und einordnen...

Natürlich spielt die **Optik** eine große Rolle. Die Spieler müssen sehr schnell alle aufgedeckten Karten erfassen und sich einprägen
(**Optisches Gedächtnis**). Dann ist es gleichermaßen wichtig, die
einzelnen Karten zu unterscheiden: Welche Karten liegen aus? Welche Formen? Welche Farben? Die jeweilige Anzahl? All diese Dinge
müssen beachtet und unterschieden werden, was die **Optische Differenzierung** anspricht. Hinzu kommt das Herausfiltern dreier pas-
sender Karten (**Optische Figur-Grund-Differenzierung**). Aus allen
aufgedeckten Karten müssen drei erkannt werden, die sich einer
Gruppe zuordnen lassen. Da denkt man schnell, dass man ein Trio gefunden hat – aber möglicherweise war es dann doch keins.

Aufmerksamkeit

Sehr wichtig ist, dass die Spieler aufmerksam die Karten betrachten.
Wo entdeckt man gleiche Merkmale? Was passt zusammen? Scheint
es nur auf den ersten Blick so oder habe ich tatsächlich eine Dreier-
gruppe gefunden?

Es gibt einiges zu bedenken und zu vergleichen, die Spieler müssen also immer ganz bei der Sache sein.

Solitär

Anzahl der Spieler: 1
Alter:
Spieldauer: 15 Minuten

Spielbeschreibung

„Solitär" gibt es in verschiedenen Formen, häufig ist es aber eine Art Stern. Dieser besteht aus Einsenkungen, in denen Kugeln oder dergleichen liegen. Eine der Einsenkungen ist frei.

Ziel des Spieles ist es, alle Kugeln bis auf eine vom Feld zu bekommen. Erreichen kann man das, indem man mit einer Kugel über eine andere springt, welche dann entfernt werden darf.

 In erster Linie wird die **Raumwahrnehmung** angesprochen. Es ist wichtig, einschätzen zu können, wo man anfangen muss, welche Kugeln entfernt werden sollten und welche nicht.

Man muss erkennen, welche Folgen eine entfernte Kugel hat und wie man auch die letzte Kugel noch aus der Ecke rausbekommt.

Hilfreich ist es, wenn man mehrere Züge im Voraus planen, d. h. in Gedanken ablaufen lassen kann, um zu sehen, wie die Kugeln dann liegen. Auf diese Weise kann man sich überlegen, ob der geplante Zug geschickt wäre oder nicht.

 Da kommt dann natürlich auch die **Optische Wahrnehmung** ins Spiel. Das **Optische Gedächtnis** hilft, sich die Konstellation einzuprägen und mehrere Züge im Voraus zu planen.

Aufmerksamkeit

Aufmerksamkeit, Konzentration und Ruhe sind ebenfalls wichtig und notwendig, um ans Ziel zu kommen. Gerade dadurch, dass man alleine spielt, lernt man mit Geduld einen Zug nach dem anderen zu planen und schafft es auf diese Weise, jedes Mal mehr Steine zu entfernen.

Sonntagsmaler

Anzahl der Spieler: 2 bis 6   **Ravensburger**
Alter: ab 4
Spieldauer: beliebig

  I

Spielbeschreibung

Was könnte das sein? Ein Haus? Ein Auto? Oder vielleicht ein Vogel? Bei Sonntagsmaler geht es darum, Dinge zu erraten, die einer der Mitspieler gemalt hat. Wer ein Bild erkennt, erhält Punkte.

 In erster Linie geht es bei diesem Spiel um die **Optik**. Die Spieler müssen das Gezeichnete genau anschauen und versuchen zu erkennen, was es sein könnte. Dabei vergleichen sie das neue Bild mit ihnen bereits bekannten Dingen oder sie malen von einem Kärtchen ab, so dass sie sich dieses Bild einprägen müssen. (**Optisches Gedächtnis**).

Dabei ist es erforderlich, aus der möglicherweise chaotisch aufgebauten Zeichnung schlau zu werden, die Linien zu differenzieren und einzuordnen (**Optische Differenzierung**). Die **Optische Figur-Grund-Differenzierung** erleichtert schließlich das Zusammenfügen zu einem Ganzen.

 Durch das Malen mit der Kreide wird die **Feinmotorik** angesprochen. Die Kinder müssen versuchen, aus etwas, das sie im Kopf haben, ein Bild zu erstellen. Das ist oft gar nicht so einfach. Vor allem kleineren Kindern fällt es teilweise schwer, die Kreide richtig zu führen.

I   Bei diesem Spiel geht es darum, etwas, das man sieht oder im Kopf hat, auf das Papier zu bringen. Das spricht die Intermodalität an, da zwei Sinne zusammenarbeiten.

Stapelmännchen

Anzahl der Spieler: 1 bis 4   **Ravensburger**
Alter: ab 5
Spieldauer: 15 Minuten

Packesel

Anzahl der Spieler: 2 bis 4   **Schmidt**
Alter: ab 6
Spieldauer: 15 Minuten

Spielbeschreibung

Stapelmännchen
Kleine Männchen in verschiedenen Farben müssen so ineinander ge-
hängt werden, dass sie einen möglichst großen und hohen Berg ergeben, der nicht allzu schnell zusammenfällt.

Packesel
Einer kleiner Holzesel dient hier als „Packesel". Die Spieler müssen
versuchen, all ihre Stäbchen auf dem Rücken des Esels unterzubringen. Erschwert wird das Ganze dadurch, dass die Stäbchen sehr schmal
sind und deshalb ziemlich leicht anfangen zu wackeln und so den ganzen Aufbau aus dem Gleichgewicht bringen.

Durch das Stapeln der Männchen/Stäbchen wird die **Feinmotorik** trainiert. Es ist wichtig, dass man die Figuren sorgfältig und
mit viel Fingerspitzengefühl ineinander hängt bzw. aufeinander legt.
Sonst stürzt der Berg relativ schnell ein.

Ebenfalls wichtig ist die **Räumliche Vorstellung**. Je nach dem, wo man das nächste Stäbchen/Männchen auflegt, wird der Stapel eher aus dem Gleichgewicht kommen als an einer anderen Stelle. Diese Unterschiede muss man sehen und einschätzen können, um möglichst viele Stäbchen/Männchen loszuwerden.

Tabu/Junior Tabu

Anzahl der Spieler: mindestens 4   **MB Spiele**
Alter: ab 8 (bei Junior Tabu)
Spieldauer: beliebig

 S

Spielbeschreibung

Die Spieler bilden zwei Gruppen. Jeweils einer versucht, dem Rest seiner Gruppe ein Wort zu erklären. Erschwert wird das Ganze dadurch, dass er bestimmte Wörter nicht nennen darf, meistens die, mit denen er das Wort am besten erklären könnte.

Tabu ist ein Spiel, das man auch gut mit einer großen Gruppe spielen kann. Meistens gibt es dabei zwar ein ziemliches Geschrei, da alle durcheinander rufen, aber es wird auch viel gelacht.

Besonders für Kinder ist Junior Tabu eine gute Möglichkeit, um Wörter und Umschreibungen dafür kennen zu lernen. Neben der Wahrnehmung wird also auch der Sprach- und Wortgebrauch trainiert.

Die **Akustik** wird durch Tabu besonders angesprochen. Das **Akustische Gedächtnis**, das sich Wörter merken und erkennen muss, die **Akustische Differenzierung**, um die Wörter und Begriffe auseinander zu halten und die **Akustische Figur-Grund-Differenzierung**, um aus den vielen Begriffen, die fallen, die wichtigen heraus zu hören.

Im Prinzip geht es nur darum, aus einer Fülle an Erklärungen und Wörtern, das herauszufiltern, was man benötigt, um das gesuchte Wort zu finden.

S   Die Serialität spielt ebenfalls eine gewisse Rolle, da die Spieler versuchen, möglichst logisch ein Wort zu erklären, wobei sie auf vorgegebene Wörter achten müssen. Die Zuhörer versuchen zu erraten, worum es geht, und müssen deshalb die Erklärungen einordnen.

Aufmerksamkeit

Hinzu kommt die Aufmerksamkeit, die hilfreich ist, um die Begriffe einzuordnen und zu erkennen. Die Spieler müssen die genannten Wörter mit bereits bekannten in Verbindung bringen, um die Begriffe erraten zu können.

Besonders der Spieler, der erklärt, muss aufmerksam und konzentriert sein, damit er kein falsches Wort nennt.

Take it easy

Anzahl der Spieler: 1 bis 4   **Ravensburger**
Alter: ab 10
Spieldauer: 15 Minuten

S

Spielbeschreibung

Das scheint ein ziemliches Durcheinander aus Zahlen, Mustern und Farben zu sein. Und daraus sollen Reihen gebildet werde? Genau! Und zwar diagonal oder senkrecht. Wer die meisten vollständigen Reihen hat, der hat gewonnen.

S   In erster Linie geht es bei diesem Spiel um die **Serialität**. Die Spieler müssen Reihen bilden und dabei Muster, Farbe und Zahl be-

134

achten. Sie müssen die Verbindungen und Schnittpunkte der einzelnen Reihen erkennen und beachten, sich überlegen, wo sie das neue Kärtchen am besten platzieren, so dass keine Reihe zerstört wird, und welche Reihe erhalten bleiben soll, falls es einfach nicht passt.

 Ebenfalls wichtig ist das **räumliche Vorstellungsvermögen**. Da die Reihen diagonal und senkrecht über den Spielplan verteilt sind, schneiden sie sich immer wieder. Deshalb müssen die Spieler auch auf gemeinsame Punkte von mehreren Reihen achten und versuchen, dies in ihr Spiel mit einzubeziehen, wofür sie die räumliche Anordnung durchschauen sollten.

 Durch das Unterscheiden der einzelnen Farben, Muster, Zahlen und der Kärtchen im Gesamten wird die **Optische Differenzierung** angesprochen. Da die Kärtchen aufgedeckt auf dem Tisch ausliegen und die Spieler aus diesem Angebot das Gesuchte herausfiltern müssen, kommt die **Optische Figur-Grund-Differenzierung** ins Spiel. Ebenfalls in diesen Bereich fällt das Einsortieren des aufgedeckten Kärtchens in bereits bestehende Reihen, da eine dazu passende gefunden werden muss.

Aufmerksamkeit
Hilfreich ist es, wenn die Spieler aufmerksam sind, den Spielplan gut im Auge behalten und überlegen, was wohin passt.

Tangram

Anzahl der Spieler: 1   **Verschiedene**
Alter: ab 6
Spieldauer: beliebig

Spielbeschreibung

Aus verschieden geformten Holzteilen müssen Figuren gelegt werden, die in einem Heft vorgegeben sind. Am Schluss dieses Heftes sind die Figuren in ihren Einzelteilen abgebildet, so dass die Möglichkeit besteht, das Gelegte zu überprüfen.

△ Wichtig ist hier vor allem die **Raumwahrnehmung**. Man sollte die Teile in der Figur wiedererkennen und diese in Gedanken auseinander nehmen um sie richtig legen zu können. Es ist also wichtig, einschätzen zu können, was, wo und wie zusammen passt.

Natürlich spielt auch die **Optik** eine Rolle. Sie hilft die Figur zu betrachten, sich ihre Form einzuprägen und mit den vorhandenen Teilen zu vergleichen.

Aufmerksamkeit

Trainiert wird mit Tangram auch die Aufmerksamkeit. Die Kinder müssen sich auf ihre Teile und die Figur konzentrieren und diese sorgfältig legen. Man muss die Ruhe haben, immer wieder neu anzufangen, wenn man auf einem Weg nicht ans Ziel kommt. Besonders bei den schwereren Figuren kann es manchmal sehr lange dauern, bis man die richtige Lösung gefunden hat.

Trio

Anzahl der Spieler: 1 bis 6   **Ravensburger**
Alter: ab 10
Spieldauer: 20 – 40 Minuten

  S

Spielbeschreibung

„Trio" besteht aus rechteckigen und runden Karten, auf denen Zahlen abgebildet sind.

Die rechteckigen liegen aufgedeckt vor den Spielern. Dann wird eine der runden Karten aufgedeckt und die Spieler müssen aus drei nebeneinander liegenden rechteckigen die runde Karte bilden. Und zwar immer mit dem Rechenweg: a * b +/- c.

Da leichte Rechnungen durchgeführt werden müssen, wird mit diesem Spiel natürlich auch das Kopfrechnen trainiert, mit dem viele Kinder große Probleme haben.

👁 Alle optischen Bereiche werden hier angesprochen. Selbstverständlich muss man sich die aufgedeckten Karten merken und nebeneinander liegende mit dem Rechenweg in Verbindung bringen (**Optisches Gedächtnis**). Hinzu kommt, dass man aus den dargebotenen Karten schnell drei heraussuchen muss, die die runde Karte ergeben (**Optische Figur-Grund-Differenzierung**). Außerdem müssen die einzelnen Zahlen auseinander gehalten werden (**Optische Differenzierung**).

⌂ Auch die Raumwahrnehmung ist wichtig. Sie hilft den Spielern, sich unter den ausliegenden rechteckigen Karten zurechtzufinden und die richtige Kombination zu erkennen.

S Die Serialität wird trainiert, weil die Spieler rechnen müssen, und zwar im Kopf, was vielen große Schwierigkeiten bereitet. Wichtig ist, dass sie schrittweise vorgehen, um die einzelnen Zahlen zusammenzurechnen. Oft muss dafür auch abgezählt und die Menge erkannt werden.

Aufmerksamkeit

Aufmerksam zu sein ist natürlich ebenfalls sehr wichtig. Schließlich muss man die passenden Karten finden. Dabei ist erforderlich, dass man den Rechenweg im Kopf ablaufen lassen kann, sich die Zwischenergebnisse merkt und so überprüfen kann, welche drei Zahlen die richtigen sind.

Uno

Anzahl der Spieler: 2 bis 6   **Parker**
Alter: ab 6
Spieldauer: 10 Minuten

S

Spielbeschreibung
Bei „Uno" erhalten die Spieler Karten, auf denen Zahlen oder Symbole abgebildet sind. Diese müssen passend nach Farbe oder Zahl auf einem Stapel abgelegt werden. Wer als Erster keine Karten mehr auf der Hand hält, hat gewonnen. Erschwerend kommen die Karten mit den Symbolen hinzu, bei denen die Richtung gewechselt wird oder der nächste Spieler einmal aussetzen muss.

S   Es geht darum, Farben und Zahlen richtig zuzuordnen und abzulegen. Trainiert wird dabei die **Serialität**, da Reihen gebildet werden müssen und die abgelegte Karte zur vorherigen passen muss. Wichtig ist auch, dass man sich überlegt, welche Karten man am besten ablegt und welche man lieber noch ein bisschen auf der Hand behält. Man sollte also sowohl mit den Farben als auch mit Zahlen etwas anfangen können.

 Natürlich wird auch die **Optik** angesprochen, da die Spieler Farben und Zahlen auseinander halten (**Optische Differenzierung, Optische Figur-Grund-Differenzierung**) und sinnvoll ablegen müssen. Sie sollten ihre Karten kennen und sehen, welche davon am besten zu der obersten Karte des Stapels passt.

Vier gewinnt

Anzahl der Spieler: 2
Alter: ab 7
Spieldauer: 5 Minuten

**verschiedene
Verlage**

  S

Spielbeschreibung

„Vier gewinnt" ist ein Spiel für zwei Personen, bei dem es darum geht, vier Gleiche in einer Reihe zu haben – diagonal, senkrecht oder waagrecht. Wer zuerst eine Viererreihe schafft, hat gewonnen. Allerdings ist das gar nicht so einfach, da der Gegner natürlich versuchen wird, das zu verhindern.

Bekannt ist „Vier gewinnt" wahrscheinlich auch als Gitter auf einem Blatt, in das Kreuze eingesetzt werden müssen. Mittlerweile ist auch eine dreidimensionale Version dieses Spieles erhältlich, die im Großen und Ganzen dieselben Wahrnehmungen trainiert, aber wesentlich schwerer und anspruchsvoller ist, da noch eine Ebene hinzukommt.

     Sehr wichtig ist hierbei die **Raumwahrnehmung**. Die Spieler müssen ihre Steine einordnen und erkennen, wie sie am geschicktesten zu einer Viererreihe kommen. Wichtig sind dabei aber nicht nur die eigenen Steine, sondern auch die des Gegners, da es zu verhindern gilt, dass dieser eine Viererreihe dazugewinnt.

Man muss sich also vorstellen können, was passiert, wenn man an diese oder jene Stelle einen Stein setzt. Wie liegen die eigenen Steine, wie die des Gegners? Wo liegen bereits drei in einer Reihe? Das räumliche Einordnen der Steine ist von großer Wichtigkeit.

   Auch die Optik spielt eine Rolle. Die **Optische Figur-Grund-Differenzierung** hilft dabei, in dem scheinbaren Chaos der Steine Reihen zuerkennen. Man muss die wichtigen Informationen für den eigenen Zug aus allen Steinen herausfiltern. Man darf schließlich keine Chance übersehen. Gleichzeitig ist es auch wichtig zu erkennen, was der Gegner bereits liegen hat und wie sein nächster Zug aussehen könnte.

S Die **Serialität** wird dadurch trainiert, dass die Spieler Viererreihen bilden, was notwendig ist, um zu gewinnen.

Aufmerksamkeit
Erforderlich sind während des gesamten Spieles Konzentration und Aufmerksamkeit.

Die Spieler müssen ihre eigenen Züge planen und die des Gegners voraussehen. Sie müssen Chancen erkennen und schnell handeln.

Villa Paletti

Anzahl der Spieler: 2 bis 4   **Zoch**
Alter: ab 8
Spieldauer: 20 – 30 Minuten

Spielbeschreibung
„Paletti" hat schon lange einen Traum: Er möchte die Villa seines Großvaters fertig bauen. Der hat vor langer Zeit damit angefangen und es nie zu Ende gebracht. Bis jetzt steht nur die untere Etage. Da „Paletti" leider etwas in Geldnot ist, beschließt er, einfach Säulen aus der untersten Etage zu entfernen und oben wieder aufzusetzen.

Jeder Spieler erhält eine andere Säulenfarbe. Gemeinsam wird jetzt versucht, die Villa so hoch wie möglich zu bauen, indem man seine Säulen immer eine Etage höher stellt.

Den meisten Kindern (und auch Erwachsenen) bereitet es großen Spaß „Paletti" beim Bau der Villa zu helfen. Es ist ja auch ziemlich spannend zu sehen, wie hoch man bauen kann, und falls der Bau doch mal einstürzen sollte, kann man darüber lachen und wieder von vorne anfangen.

 Wichtig ist hierbei natürlich die **Feinmotorik**. Mit viel Fingerspitzengefühl müssen die Säulen herausgezogen und auf der nächsten Plattform abgestellt werden, die Villa darf dabei schließlich nicht einstürzen. Es geht also darum, langsam und genau zu arbeiten.

 Um das zu schaffen muss man auch eine gute **Raumwahrnehmung** haben. Die Spieler müssen gut einschätzen können, welche Säulen sie problemlos entfernen können und welche das Gebäude halten. Nur dann schaffen sie es, die Villa so hoch wie möglich zu bauen.

Wackelturm

Anzahl der Spieler: mindestens 1 Spieler   **CE Seneca**
Alter: ab 3
Spieldauer: ca. 10 Minuten

Spielbeschreibung
Es wird ein Holzturm aufgebaut, der aus rechteckigen Holzklötzchen besteht, die zu jeweils drei übereinander liegen.

Dann werden diese vorsichtig aus dem Turm entfernt und oben wieder aufgelegt, wobei die Spieler aufpassen müssen, dass der Turm möglichst lange stabil bleibt.

Die große Frage dabei: Wann und bei wem stürzt der Turm ein?

Wackelturm ist ein Spiel, das man einfach mal kurz zwischendurch spielen kann, da der Aufbau keinen allzu großen Aufwand erfordert und eine Runde relativ schnell vorbei sein kann. Was natürlich nicht heißt, dass man nicht noch eine anhängen kann.

Besonders gefragt ist hierbei das **räumliche Vorstellungsvermögen**. Es ist wichtig zu sehen, wie der Turm aufgebaut ist und wo man ohne Probleme ein Holzklötzchen entfernen kann und wo besser nicht.

Dies wird natürlich umso schwerer, je mehr Hölzer fehlen. Die Spieler müssen also genau abwägen, an welcher Stelle der Turm stabil ist und wie er das am besten bleibt.

Eine große Rolle spielt auch die **Feinmotorik**. Die Spieler müssen die Holzklötzchen möglichst vorsichtig, langsam und ohne zu zittern aus dem Turm entfernen, damit dieser nicht einstürzt. Und das wird, wie gesagt, mit jeder Runde schwieriger und erfordert dadurch auch eine größere Geschicklichkeit. Es kommt neben einer Einschätzung des Turmes im Bezug auf seine Stabilität auch darauf an, ihn beim Entfernen der Stäbe nicht zum Wackeln zu bringen.

Im Folgenden möchten wir noch einige Spiele vorstellen, die nicht zu den üblichen Gesellschaftsspielen gehören, aber sicherlich trotzdem sehr bekannt sind.

Es handelt sich um Spiele, wie „Ich sehe was, das du nicht siehst..." oder „Alle Vögel fliegen hoch" – eben Spiele, die man auf Kindergeburtstagen oder während einer Autofahrt spielen kann. Denn auch unter diesen Spielen gibt es sehr viele, die die Wahrnehmung trainieren und dazu noch ohne allzu großen Aufwand gespielt werden können. Im Gegensatz zu den normalen Gesellschaftsspielen werden hier meist kaum Utensilien benötigt, so dass der Aufwand des Aufbauens wegfällt und es keine Probleme macht, mit ihnen eine Autofahrt oder einen Spaziergang spannender zu gestalten.

Leider ist es uns nicht möglich, alle derartigen Spiele aufzulisten, so dass hier nur eine kleine Auswahl zu finden ist, die als Beispiel und Anregung dienen soll. Es gibt jedoch unzählige allgemein bekannte Spiele, in denen es Ansätze zum Wahrnehmungstraining gibt und die ebenfalls in diese Kategorie fallen.

In einigen in der Literaturliste aufgeführten Büchern sind weitere solche Spiele beschrieben.

Alle Vögel fliegen hoch

Anzahl der Spieler: beliebig
Alter: ab 4
Spieldauer: beliebig

 I

Spielbeschreibung
Alle Mitspieler sitzen um einen Tisch und klopfen gleichmäßig mit den Fingern auf die Tischkante. Einer fängt an mit dem Satz „Alle Vögel fliegen hoch", wobei alle Kinder bei „hoch" die Hände in die Luft strecken. Er darf jetzt weitere Gegenstände nennen, die fliegen oder eben auch nicht fliegen. Bei fliegenden Gegenständen gehen die Hände in die Luft. Können sie nicht fliegen, müssen die Hände weitertrommeln.

Falls einer der Spieler einen Fehler macht, also z. B. die Hände bei einem Gegenstand in die Luft streckt, der nicht fliegen kann, ist er an der Reihe Dinge zu nennen.

Trainiert wird hier natürlich die **Akustik**. Die Spieler müssen gut hinhören, damit sie wissen, was genannt wird. Sie müssen dadurch Wörter unterscheiden und einordnen.

I Wichtig ist auch die **Intermodalität**, da eine Verbindung zwischen Gehörtem und einer Eigenschaft dieses Gegenstandes hergestellt werden muss. Es ist wichtig zu wissen, ob der genannte Gegenstand fliegen kann oder nicht.

Hinzu kommt die Bewegung, die ausgeführt werden muss.

Aufmerksamkeit

Die Spieler müssen aufmerksam sein und mitdenken. Sie müssen rasch überlegen und dürfen sich nicht von Reaktionen der anderen ablenken lassen. Oft ist es nämlich so, dass man die Hände in die Luft hebt, weil die anderen es so machen, obwohl man genau weiß, dass der Gegenstand nicht fliegen kann.

Chef – Vize

Anzahl der Spieler: beliebig
Alter: ab 6
Spieldauer: beliebig

Spielbeschreibung

Alle Kinder setzen sich in einen Kreis und bekommen dann einen „Namen" zugeordnet. Der erste ist der „Chef", der neben ihm sein „Vize". Alle anderen werden nach einer Zahl benannt, d.h. eins, zwei, drei – je nach Anzahl der Spieler.

Jetzt klatschen alle gemeinsam mit beiden Händen auf ihre Oberschenkel, in die Hand und zeigen dann nacheinander mit den beiden Daumen über die jeweilige Schulter. Dieser Ablauf wird immer gleichzeitig durchgeführt.

Einer beginnt und sagt beim Zeigen über die linke Schulter seinen Namen/seine Zahl und über der rechten Schulter den eines anderen Spielers. Dieser ist als nächster dran und das Klatschen und Zeigen wird wiederholt.

Die Spieler müssen gut zuhören und sofort reagieren, wenn sie ihren Namen hören, weil der Klatsch- und Zeigerhythmus immer gleichmäßig weitergehen soll.

Wenn einer seinen Einsatz verpasst oder etwas Falsches sagt, dann wird er zum „Depp" und muss ganz ans Ende sitzen. Dadurch verändern sich natürlich auch die Namen aller anderen Spieler, die aufrutschen müssen, damit keine Zahl ausgelassen wird.

 Natürlich wird hier die **Akustik** angesprochen, das **Akustische Gedächtnis**, da sich die Spieler ihre Zahlen merken müssen, die Kinder müssen schließlich sofort wissen, wann sie an der Reihe sind. Wichtig sind auch **Akustische Differenzierung und Figur-Grund-Differenzierung**, um die Zahlen zu erkennen und zu unterscheiden. Viele Zahlen hören sich nämlich sehr ähnlich an.

Eine kleine Rolle spielt auch die **Feinmotorik**, die durch den gleichmäßigen Rhythmus angesprochen wird. Dieser muss von allen Kindern gleich durchgeführt werden.

Aufmerksamkeit
Die ist selbstverständlich besonders wichtig. Schließlich muss man gut zuhören, um seine Zahl zu hören, man muss darauf achten, den Rhythmus richtig durchzuführen, man muss rechtzeitig einsteigen, mit der richtigen Zahl anfangen und mir der richtigen aufhören. Es gibt also so einiges, auf das geachtet werden muss.

Ich packe meinen Koffer...

Anzahl der Spieler: beliebig
Alter: ab 6
Spieldauer: so lange, bis das Gedächtnis versagt

 S

Spielbeschreibung
Alle Kinder sitzen in einem Kreis. Das erste Kind beginnt mit dem Satz „Ich packe meinen Koffer und nehme mit...". Es fügt etwas hinzu, das es gerne mitnehmen möchte.

Reihum darf jetzt jedes Kind etwas in den Koffer packen, wobei es alles aufzählen muss, das die anderen vor ihm bereits gesagt haben, und zwar in der richtigen Reihenfolge. Der Satz wird so mit jedem Spieler und jeder Runde immer länger und es fällt auch immer schwerer, alle genannten Dinge zu behalten.

Wer etwas Falsches sagt oder einen Gegenstand vergisst, darf nicht mehr mitspielen. Sieger ist der, der als letztes den vollständigen Satz aufsagen kann.

Ganz wichtig ist hierbei die **Akustische Wahrnehmung**, vor allem das **akustische Gedächtnis**.

Die Kinder müssen sich ja alle genannten Dinge merken und sie richtig wiedergeben. Das fällt umso schwerer, je länger die Aufzählung ist.

Die **akustische Differenzierung** wird vielleicht am Rande berührt, falls sehr ähnlich klingende Wörter dabei sind.

S Eine große Rolle spielt auch die **Serialität**, da eine Reihe gebildet wird, die man sich merken, korrekt wiedergeben und erweitern muss.

Aufmerksamkeit

Konzentriert und aufmerksam sollten die Kinder natürlich auch sein, damit sie sich alle Begriffe in der richtigen Reihenfolge merken können und mitkriegen, was die anderen einpacken.

Ich sehe was, das du nicht siehst

Anzahl der Spieler: beliebig
Alter: ab 4
Spieldauer: beliebig

Spielbeschreibung

Dieses Spiel eignet sich sehr gut für eine lange Autofahrt, da man keinerlei Gegenstände und auch keine Ablage braucht.

Es können mehrere Spieler mitspielen, aber es macht auch zu zweit großen Spaß.

Einer der Spieler sucht sich einen bestimmten Gegenstand aus und sagt: „Ich sehe was, das du nicht siehst, und das ist..." Hier fügt er die Farbe des Gegenstandes ein. Seine Mitspieler müssen jetzt erraten, welchen Gegenstand er sich ausgesucht hat.

Wer den richtigen gefunden hat, ist als nächstes dran. Möglich ist es natürlich auch, anstatt der Farbe ein anderes Merkmal zu wählen.

 Trainiert wird hier auf jeden Fall die **Optik**, besonders die **Optische Differenzierung** und die **Optische Figur-Grund-Differenzierung**. Es geht darum, Farben zu erkennen und zu unterscheiden. Man muss sich im Raum umsehen und die vorhandenen Gegenstände betrachten, um zu sehen, welcher der richtige sein könnte.

Kommando Bimberle

Anzahl der Spieler: beliebig
Alter: ab4
Spieldauer: beliebig

  I

Spielbeschreibung

Beliebig viele Spieler sitzen um einen Tisch oder auf dem Boden. Einer gibt vor, und zwar Faust (er legt die Faust auf den Tisch), Bock (Hand wird mit den Fingerspitzen abgestützt) oder Flach (die Hand wird flach auf den Tisch gelegt). Jede der drei Formen gibt es auch als „Doppel", d.h. bei Doppelflach wird die zweite Hand auf die erste gelegt usw..

Ein Spieler ruft diese Befehle und die anderen müssen sie ausführen.

Er selber macht auch mit, kann aber zu einem Befehl auch etwas Falsches zeigen, um die anderen zu verwirren. Diese müssen trotzdem immer das ausführen, was er sagt, nicht was er zeigt.

Führt einer der Spieler den Befehl falsch aus oder macht einen Fehler, dann muss er vorgeben.

Hier wird natürlich die **Akustik** angesprochen. Die Spieler müssen gut zuhören, um zu wissen, was vorgegeben ist und das dann richtig ausführen. Dazu sind alle drei Bereiche wichtig und werden so auch trainiert. Es ist wichtig, die Befehle zu erkennen (**Akustische Differenzierung und Akustische Figur-Grund-Differenzierung**) und abzuspeichern, (**Akustisches Gedächtnis**) um sie auszuführen.

Ebenfalls eine Rolle spielt die **Optik,** da die Spieler ja ganz automatisch auf das schauen, was die anderen machen oder was vorgegeben wird. Das kann oft verwirrend sein, da nicht immer das Richtige gezeigt wurde. Deshalb müssen sie das Gesehene sofort verarbeiten und mit dem Gehörten in Verbindung bringen.

I   Dadurch kommt die **Intermodalität** ins Spiel. Es muss ein Zusammenhang zwischen Gehörten und Gesehenem hergestellt werden, diese beiden Sinne müssen also zusammen arbeiten.

Die Spieler müssen sehr schnell entscheiden, ob beides übereinstimmt oder nicht und müssen versuchen, das Gehörte auszuführen. Vielen fällt das sehr schwer, da sie sich ganz automatisch das Gesehene einprägen und nachahmen.

Stille Post

Anzahl der Spieler: beliebig
Alter: ab 6
Spieldauer: beliebig

Spielbeschreibung

Die Kinder bilden einen Kreis. Ein Kind beginnt und denkt sich ein Wort oder einen Satz aus, den es dem nächsten Kind ins Ohr flüstert. So macht dieser Satz/dieses Wort die Runde und das letzte Kind muss es laut sagen.

 Hierbei wird vor allem die Akustik trainiert. Auf der einen Seite natürlich das **akustische Gedächtnis**, denn man muss sich merken, was man ins Ohr geflüstert bekommt und dieses korrekt weitergeben.

Hauptsächlich spielt aber die **akustische Differenzierung** eine Rolle. Die Wörter und Sätze klingen oft sehr ähnlich, was durch das Flüstern noch verstärkt wird. Denn gerade das erschwert es unheimlich, die Wörter und Sätze richtig zu verstehen und weiterzugeben.

Wie oft trotz Konzentration und gutem Zuhören etwas falsch verstanden wird, bemerkt man spätestens, wenn man hört, was am Schluss herauskommt. Meistens hat das nämlich nur sehr geringe Ähnlichkeit mit dem anfangs Genannten. Und gerade das macht dieses Spiel so lustig.

Wörterschlange

Anzahl der Spieler: beliebig
Alter: ab 6
Spieldauer: beliebig

S   I

Spielbeschreibung

Das Prinzip dieses Spieles ist sehr einfach:

Ein Spieler beginnt und nennt ein Wort. Der nächste muss mit dem Endbuchstaben dieses Wortes ein neues bilden usw. Interessant ist dieses Spiel, wenn man ein bestimmtes Thema wählt, zu dem die Wörter passen müssen, z. B. Tiere, Essen, Länder... Das macht es schwerer, da es mit manchen Buchstaben nur sehr wenige Wörter zu diesem Thema gibt.

Eine Variante ist, anstatt des Endbuchstaben eine ganze Silbe zu nehmen oder eine Reihe aus Doppelwörtern zu bilden, bei der das nächste mit dem zweiten Wort des ersten anfangen muss. Beispiel: Hausdach – Dachziegel...

Wichtig ist in diesem Fall natürlich, dass man gut zuhört. Die **Akustische Differenzierung und Figur-Grund-Differenzierung** werden angesprochen, da die Spieler Buchstaben voneinander unterscheiden müssen, die möglicherweise sehr ähnlich klingen, und erkennen müssen, welches der letzte Buchstraben des Wortes ist. Schwierig wird das bei Buchstaben, die sich sehr ähneln.

Hinzu kommt, dass man ein Wort finden muss, das mit eben diesem Buchstaben anfängt.

Dadurch spielt auch das **Akustische Gedächtnis** eine Rolle, da sich die Spieler den Buchstaben merken und in ein neues Wort integrieren müssen.

S Die **Serialität** wird ebenfalls angesprochen, da die Spieler eine Reihe aus Wörtern bilden müssen, die zueinander passen. Diese Reihe muss sinnvoll sein, die Buchstaben müssen passen und alle Wörter sollten unter den gleichen Themenbereich fallen.

I Auch die **Intermodalität** spielt eine Rolle. Die Spieler müssen sich die Wörter vorstellen und sie auseinander nehmen können, um den letzten bzw. ersten Buchstaben zu erkennen. Dadurch kommt wiederum das Optische Gedächtnis zum Tragen.

Ravensburger Spieleland

Anzahl der Spieler: beliebig
Alter: 2 bis ca. 12
Spieldauer: beliebig

Das „Ravensburger Spieleland" in Liebenau wird auch das größte Spielzimmer der Welt genannt, und tatsächlich gibt es dort eine ganze Menge zu entdecken und zu erleben, aber hauptsächlich für jüngere Kinder (bis ca 12 Jahren).

Aufgeteilt ist das Spieleland in verschiedene Themenfelder.

Beginnen kann man in der „Grünen Oase", um mit der „Schwäbischen Eisenbahn" eine Rundfahrt durch den Park zu machen. So kann man einen ersten Überblick über die verschiedenen Spiele und Bereiche erhalten.

Für die ganz Kleinen gibt es verschiedene lustige Tierpuzzle, die in beinahe lebensechter Größe überzeugen. Da sie aus relativ großen Teilen gebaut sind, ist es nicht schwer, sie zusammenzusetzen, und mit etwas Hilfe schaffen das auch die Kleinsten.

Wie bereits beschrieben, sind gerade Puzzle gut, um die Raumwahrnehmung und die Optik zu trainieren, was natürlich mit solch großen Teilen noch viel mehr Spaß macht.

Im Streichelzoo und beim Ponyreiten können die Kinder ihre Lieblingstiere sogar hautnah erleben.

Interessant ist sicherlich auch das Faszinarium. Hier findet man einiges, das auch hilft, den Wahrnehmungsbereich zu trainieren. So z. B. das Magnetlabyrinth, bei dem man mit einem Magnet eine Kugel durch ein kleines Labyrinth lotsen muss, oder das Zuordnen von Geräuschen und Bildern oder diverse Geschicklichkeitsspiele oder...

Viele der vorhandene Spiele werden so oder ähnlich im vorliegenden Buch beschrieben.

Nachdem man als Nächstes im *„Fix und Foxi- Abenteuerland"* ein kleines bisschen gebaggert hat, kann man sich dort wieder verschiedenen Puzzles widmen, wozu man Lupinchens Puzzle-Dschungel aufsuchen sollte. Natürlich werden auch hier wiederum Optik und Raumwahrnehmung angesprochen. Beim Baggern, das den Kindern besonders viel Spaß machen wird, da sie sich dabei schon wie die „Großen" fühlen können, wird in erster Linie die Feinmotorik angesprochen. Die Kinder müssen die Baggerschaufel lenken und Erde aufheben und wieder fallen lassen. Dazu gehört neben der Feinmotorik aber auch ein gewisses Maß an Raumwahrnehmung, damit die Schaufel auch wirklich dahin geht, wo man sie haben will.

Weiter geht's in die *„Kunterbunte Spielewelt"*. Wie der Name schon sagt, findet man dort eine Menge spannender Spiele, wie das Feuerwehrspiel, Tempo kleine Schnecke, das Nilpferd in der Wasserbahn usw. Wenn man es nach diesen schnellen Attraktionen wieder etwas ruhiger angehen lassen will, lohnt sich ein Ausflug in die Memorywelt, wo man Memory im Großformat spielen kann, was gut für die Wahrnehmung ist. (Näheres zu Memory ist im Spielbereich dieses Buches zu finden.)

Interessant und ganz direkt auf herkömmliche Spiele ausgerichtet ist die Spielegalerie. Hier kann man auf der einen Seite diverse Spiele ausleihen und gemeinsam spielen, aber auch eigene Spiele erfinden und diese anschließend mit nach Hause nehmen.

Natürlich ist auch das verrückte Labyrinth im Großformat vertreten. Und tatsächlich ist es gar nicht so einfach, sich in den verwinkelten Gängen zurecht zufinden und alle Figuren zu entdecken.

Wer nach dem Entenrennen und dem Nilpferd immer noch nicht genug vom Wasser hat, sollte als nächstes noch das *„Käpt'n Blaubär Wunderland"* aufsuchen, wo er mit den Gummikuttern oder den Spaßbooten übers Wasser schippern kann.

Am interessantesten ist für viele aber sicherlich das *„Mitmachland"*, wo die Kinder viele Sachen selber ausprobieren und mitgestalten können.

Neben verschiedenen Sportspielen gibt es auch noch die Groß-spiele, wo man einige Spiele im Großformat spielen kann.

In Bezug auf die Wahrnehmung bietet sich hier sicherlich auch die Verkehrsschule an, wo Kinder erste Erfahrungen mit dem Lenken und Fahren von Fahrzeugen machen können. Selbstverständlich wird hier die Feinmotorik angesprochen, schließlich verändert bereits eine leich-te Drehung die Fahrtrichtung. Aber auch Raumwahrnehmung und Optik spielen eine Rolle, es müssen Schilder und andere Fahrer be-achtet werden, die Wege müssen gesehen und die Kurven eingeschätzt werden. Alle Wahrnehmungen müssen miteinander kombiniert wer-den, um gut fahren zu können.

Auf mehreren Bühnen werden alle möglichen Shows und Attraktio-nen aufgeführt, einige davon laden sogar zum Mitmachen ein. Da kann sich jeder einmal als Star fühlen.

Abgesehen davon, dass es den Kindern und oft auch den Erwach-senen sehr viel Spaß macht, die verschiedenen Themenfelder zu durch-laufen und immer neue Dinge zu entdecken, ist ein Besuch im Spiele-land für alle Bereiche der Wahrnehmung hilfreich.

Und was natürlich ganz wichtig ist, es ist ein Familienausflug und das bedeutet den meisten Kindern sehr viel. Eltern sollten sich und vor allem ihren Kindern die Freude machen und mit ihnen einen sol-chen Park besuchen. Es gibt inzwischen viele solcher Freizeitparks, wo man gemeinsam etwas unternehmen und Spaß haben kann, auch ein bisschen Abwechslung vom normalen Familienalltag erhält – und auch noch so ganz nebenbei die Wahrnehmung trainiert.

Anhang

Test: Phonologische Bewusstheit

Bei diesem Test ist es wichtig, dass Sie vor jeder der sieben Übungen (Analyse 1. – 4. und Synthese 1. – 3.) verdeutlichen, was gemacht werden soll. Machen Sie es an Hand eines Beispieles vor.

In Teil 1 – Analyse – geht es darum, die Anfangsbuchstaben, Endbuchstaben und Mittelbuchstaben eines Wortes herauszuhören und zu erkennen.

Sie lesen das erste Wort (du) vor und Ihr Kind soll den Anfangsbuchstaben, in diesem ersten Fall das „d", benennen. Es soll dabei nicht „de", sondern „d" sagen.

Sollte Ihr Kind den Anfangsbuchstaben nicht sofort erkennen, sollten Sie ihm eine zweite Chance geben. Erst danach gehen Sie zum nächsten Wort über.

Verfahren Sie bei den anderen Übungen ebenfalls so.

Bei Teil 2 – der Synthese – geht es darum, dass Sie die einzelnen Buchstaben vorsagen und das Kind sie zu einem ganzen Wort zusammenfügen soll.

Sie können nun relativ schnell feststellen, ob Ihr Kind Schwierigkeiten bei einer der sieben Übungen hat. Genau da sollten Sie mit Ihren Übungen verstärkt ansetzen.

Test Phonologische Bewusstheit

Name: Datum:

Analyse

Anfangslaut benennen:
du los als Nase Rose Wal rosa es Tisch Saal

Schlusslaut benennen:
Baum das Leute Bett es klein Esel turnen so Hut

Mittellaut benennen:
Tor Wal Hof uns arm Elch schön gut wir Hut

jeden einzelnen Laut benennen:
s-o a-m e-l-f l-o-s O-p-a B-a-l-l M-a-u-s M-a-m-a
T-a-n-t-e h-ö-r-e-n

Synthese

1.   d-u i-n e-s s-o e-r d-a

2.   T-a-l l-o-s e-l-f H-o-f u-n-s a-l-s

3.   sch-ö-n M-a-m-a R-o-s-e W-a-l-d B-l-u-m-e T-o-p-f
      w-a-r-m S-a-n-d

Bestelladresse für das Easy-Trainings-Set und die DVD zur Rechen-schwäche

SchulLeBen
Karin Dürre
Wannenweg 6
74670 Sindringen
Tel/Fax: 07948/940115
e-mail: r.k.duerre@t-online.de
www.schulleben.com

Easy-Training-Set: Österreich:
Kärntner Landesverband Legasthenie
Feldmarschall Conrad Platz 7
A 9020 Klagenfurt
Tel/Fax: 0463/55660
e-mail: office@dyslexics.com

Liste der diplomierten Legasthenietrainer

Deutschland:
www.legasthenietrainer.de

Österreich:
www.legasthenietrainer.at

Literaturverzeichnis

Beck,J/Fitzner, T. (Hrsg), (1996),
   Hyperaktive Kinder, Kongressdokumentation,
   Evangelische Akademie, Bad Boll
Bockelmann, W., (1987, 2. Neubearbeitete Auflage),
   Auge Brille Auge,
   Springer Verlag, Berlin Heidelberg New York
Breuer,H./Weuffen,M., (1997,4.neu ausgestattene Auflage),
   Lernschwierigkeiten am Schulanfang,
   Beltz Verlag, Weinheim
Das moderne Lexikon in 20 Bänden, (1970,1979d), Band 19,
   Bertelsmann Lexikon Verlag, Gütersloh
Dürre, R. (2002, 3. Auflage),
Legasthenie – das Trainingsprogramm für Ihr Kind,
   Herder Spektrum, Verlag Herder, Freiburg im Breisgau
Dürre, R. (2003, 2. Auflage),
Rechenschwäche – das Trainingsprogramm für Ihr Kind,
   Herder Spektrum, Herder Verlag, Freiburg im Breisgau
Ganser, B./Richter, W. (Hrsg), (2003),
   Was tun bei Legasthenie in der Sekundarstufe?,
   Auer Verlag, Donauwörth
Hoffmann, D.D., (2001, 3.Auflage),
Visuelle Intelligenz. Wie die Welt im Kopf entsteht,
   Klett-Cotta, Stuttgart
Kopp-Duller, Dr. A. (2000),
   Legasthenie-Taining nach der AFS-Methode,
   KLL-Verlag, Klagenfurt
Kopp-Duller, Dr. A/Duller, L. (2001),
Dyskalkulie-Training nach der AFS-Methode
KLL-Verlag, Klagenfurt

Kopp-Duller, Dr. A/Duller, L. (2002),
   Training der Sinneswahrnehmungen im Vorschulalter,
   KLL-Verlag, Klagenfurt
Kurtz-von Aschoff, J., (1995),
   Grundlagen der klinischen Psychotherapie,
   Verlag W. Kohlhammer, Stuttgart
Lauer, N. (2001, 2. überarbeitete Auflage),
   Zentral-auditive Verarbeitungsstörungen im Kindesalter,
   Georg Thieme Verlag, Stuttgart
Neuhaus, C. (1996),
   Das hyperaktive Kind und seine Probleme,
   Ravensburger Buchverlag, Ravensburg
Oberschulamt Stuttgart, (1996), Runderlass vom 18.01.1995,
   Behandlung des Aufmerksamkeits-Defizit-Syndrom (ADS) mit
   und ohne Hyperaktivität
Piaget, J./Inhelder, B. (1981, 4.Auflage),
   Die Psychologie des Kindes,
   Fischer Taschenbuch Verlag, Frankfurt/M
Pulaski, M. A., (1979, 2.Auflage),
   Piaget. Eine Einführung in seine Theorien und sein Werk,
   Fischer Taschenbuch Verlag, Frankfurt/M
Reimann-Höhn, U. (2001),
   ADS – So stärken Sie Ihr Kind. Was Eltern wissen müssen und
   wie sie helfen können,
   Herder Spektrum, Verlag Herder, Freiburg im Breisgau
Reimann-Höhn, U. (2002)
   Langsam und verwöhnt. ADS bei nicht-hyperaktiven Kindern,
   Herder Spektrum, Verlag Herder , Freiburg im Breisgau
Rosenkötter, H. (1998),
   Neuropsychologische Behandlung der Legasthenie,
   Beltz Verlags Union, Weinheim
Schönpflug,U./Schönpflug, W., (1997, 4. Auflage),
   Psychologie,
   Beltz Psychologische Verlagsunion, Weinheim

Trotter, J.. (1989, 8.Auflage),
  Das Auge,
  Optik Verlag, Trimbach/Schweiz
Weiß, R. (1998, 4. überarbeitete Auflage),
  Grundintelligenztest Skala 2. CFT 20. Handanweisung,
  Hogrefe-Verlag GmbH & CO KG, Göttingen
Wittlich, P. (2002),
  „Fliegende Bäume" – Hat die Winkelfehlsichtigkeit Auswirkungen
  in Schule und Beruf?,
  Teil 1, in: Deutsche Optikerzeitung 9/2002, S. 47 – 50
Wittlich, P. (2002),
  „Fliegende Bäume" – Hat die Winkelfehlsichtigkeit Auswirkungen
  in Schule und Beruf?,
  Teil 2, in: Deutsche Optikerzeitung 10/2002, S. 53 – 55
Wittlich, P. (2002)
  „Fliegende Bäume" – Hat die Winkelfehlsichtigkeit Auswirkungen
  in Schule und Beruf?,
  Teil 3, in: Deutsche Optikerzeitung 11/2002, S. 47 – 50

Das Buch von Frau Dr. Kopp-Duller, die beiden Bücher von
Kopp-Duller/Duller sowie weitere pädagogische Bücher und alle
im Buch aufgeführten Spiele können Sie unter folgender Internetadresse:
www.paedagogik-shop.de bestellen.

Gewusst wie!

Rainer Dürre
Legasthenie – das Trainingsprogramm für ihr Kind
Band 4960
Ein Leitfaden, der zeigt, wie Sie ihr Kind unterstützen können. Gezielte Übungen weisen beachtliche Erfolge auf und die Schule macht wieder Spaß.

Rainer Dürre
Rechenschwäche – das Trainingsprogramm für Ihr Kind
Band 5187
Rechenschwäche lässt sich wirksam behandeln: Der Autor führt Eltern in eine spezielle Trainingsmethode ein, die schon bald Erfolge bringt.

Astrid Kopp-Duller
Legasthenie und LRS
Der praktische Ratgeber für Eltern
Band 5353
Nur Eltern, die gründlich informiert sind können wirksam helfen. Dieses Taschenbuch gibt ihnen alle Hilfen an die Hand, die sie brauchen.

Uta Reimann-Höhn
ADS – So stärken Sie Ihr Kind
Was Eltern wissen müssen und wie sie helfen können
Band 5095
Grundlegende Informationen und praktische Ratschläge zum Aufmerksamkeits-Defizit-Syndrom. Mit gezielten Entspannungs-, Beruhigungs- und Konzentrations-übungen.

Peter Veith
Kinder stark machen für die Schule
Schulunlust – was tun?
Band 5390
Positive Einstellung zum Lernen fördern ist genauso wichtig wie die erfolgreiche Zusammenarbeit von Eltern und Schule suchen.

HERDER spektrum